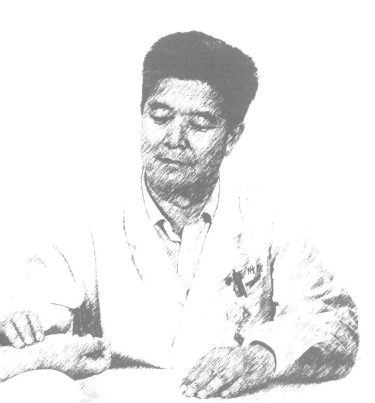

脉学心悟

名中医辨脉证治经验集

滕晶 ◎ 主编

山东科学技术出版社

·济南·

U0118837

图书在版编目（CIP）数据

脉学心悟：名中医辨脉证治经验集 / 滕晶主编.--济南：山东科学技术出版社，2023.6
ISBN 978-7-5723-1601-2

Ⅰ.①脉… Ⅱ.①滕… Ⅲ.①脉诊－中医临床－经验－中国－现代 Ⅳ.① R241.2

中国国家版本馆 CIP 数据核字（2023）第 070516 号

脉学心悟
——名中医辨脉证治经验集
MAIXUE XINWU—MINGZHONGYI BIANMAI
ZHENGZHI JINGYAN JI

责任编辑：李文靖
装帧设计：侯　宇

主管单位：山东出版传媒股份有限公司
出 版 者：山东科学技术出版社
　　　　　地址：济南市市中区舜耕路 517 号
　　　　　邮编：250003　电话：（0531）82098088
　　　　　网址：www.lkj.com.cn
　　　　　电子邮件：sdkj@sdcbcm.com
发 行 者：山东科学技术出版社
　　　　　地址：济南市市中区舜耕路 517 号
　　　　　邮编：250003　电话：（0531）82098067
印 刷 者：山东华立印务有限公司
　　　　　地址：山东省济南市莱芜高新区钱塘江街 019 号
　　　　　邮编：271100　电话：（0531）76216033

规格：16 开（170 mm×240 mm）
印张：14.5　字数：200 千
版次：2023 年 6 月第 1 版　印次：2023 年 6 月第 1 次印刷
定价：58.00 元

编委会

主　审　齐向华

主　编　滕　晶

副主编　闫　伟　许希迎　丁　晓　康　晨

　　　　王翠英

编　委　（按姓氏笔画排序）

　　　　王柯尔　刘　明　刘　婧　刘银琴

　　　　杨　妮　张玺震　密传浩

前言

中医药是中国传统文化的瑰宝，几千年来守护着中华儿女的健康。具有独特理论体系的中医学，其核心特点在于"辨证论治"，中医四诊则是中医诊疗的核心技能。"三指有乾坤，四诊定人生"，脉诊是四诊的重要内容之一，是中医学独有的且极具特色的专项诊断技术，具有强大的生命力和科学性。

脉诊通过三指触压腕部桡动脉搏动，并施以不同指力，感知浮中沉脉动应指的特征，判断人体五脏六腑盛衰及卫气营血运行情况，继而诊断疾病，是中医辨证、立法处方的重要依据。

正确判别脉象、把握其映射关系是临床诊疗疾病的关键环节。但目前，学习脉诊面临诸多困境，导致脉诊越来越不被重视，临床医师在辨证论治过程中缺乏对脉诊的研究和分析，更难以将其准确应用。《脉经·序》中云："脉理精微，其体难辨。弦紧浮芤，展转相类。在心易了，指下难明。"指出脉诊精微，理论深奥难懂，且脉象之间难以分辨，存在极大的学习难度。古代文献对脉象有生动的描述，如浮脉"举之有余，按之不足"，涩脉如"轻刀刮竹"，滑脉如"盘走珠"。这些描述虽然生动，但抽象笼统，难以揣摩，且没有统一的标准，主观性强，让脉诊学习者更难辨别、领悟和掌握。诸多原因造成脉诊的传承和发展存在困难。

基于此，齐向华教授在融合古今脉学研究成果的基础上，结合多年临证经验，遵循系统论的基本原理和基本规律，运用中医学、认知心理学、现代信息学和物理学的基本原理，形成了具有独到见解、容纳多学科、涵盖多层面的全新脉学体系——系统辨证脉学。该体系从位、数、形、动、质5个维度描述了

25 对脉象要素，可表征脉搏空间位置、数律、空间形态、脉搏波和脉管壁、血流质地方面的脉象信息，把主观感觉运用近似现代物理学的指标进行描述和计量，具有系统、科学、规范，以及实用性、操作性强等特点。基于对系统辨证脉学体系的应用，齐向华教授深入挖掘病机理论，创造性地提出"疾病过程论"，通过脉象要素揭示体质、个性、病因、病机等脉象系统本质，构建 5 种中医心理紊乱状态，最终形成"脉 - 证 - 治"的辨证论治体系。

齐向华教授学术团队经过多年的跟诊学习及临证实践，认识到脉诊在中医四诊中的重要性，体悟到系统辨证脉学的独特性、科学性和实用性。系统辨证脉学可构建出中医所注重的时间结构和西医所注重的空间结构的多维诊断体系，在临床诊疗疾病中具有诸多优势。

本书系统回顾了传承两千余年的中医脉诊的发展源流，阐释了系统辨证脉学的基本内涵，并将系统辨证脉学贯穿疾病过程的"证据链"中，详细总结了齐向华教授对于中医疾病"变"的独到体悟——疾病过程论，以及疾病过程中 5 种中医心理紊乱状态的框架构建与辨治心悟。详细论述了齐向华教授创新性推出的新的"脉 - 证 - 方"相应的辨证理论体系，以及建立的"脉 - 证 - 治 - 防"相结合，"凭脉辨证"、新"脉方（药）相应""脉针相应"和心理治疗一体化的临床系统治疗模式。同时列举了大量翔实的案例，让读者既能对齐向华教授的学术思想有一定的了解，又能够通过临床医案加深对脉象特征，以及基于系统辨证脉学所构建的"脉 - 证 - 治"辨证论治体系的认识，为临床脉学研究和应用提供新的思路与方法，供各级中医从业者、医学院校师生及脉学爱好者阅读参考。

最后，向参与本书编写的学术团队成员及对本书出版给予帮助的各界同仁表示感谢。同时望有关专家和读者不吝赐教，以便进一步提高本书的学术性和实用性。

滕 晶

2022 年 9 月 10 日

齐向华名中医小传

　　齐向华，山东省济南市济阳区人。主任医师，二级教授，博士研究生导师。山东省名中医药专家，"系统辨证脉学"创始人，山东省第五批省级非物质文化遗产——"扁鹊脉学诊法"传承人，国家中医药管理局中医药重点学科——中医脑病学带头人，国家重点研发计划"中医药现代化研究"重点专项——"基于系统辨证脉学的系列新型智能化脉诊仪研发"项目负责人，山东省科技领军人才创新工作室——"齐向华科技领军人才创新工作室"负责人。国家卫生健康委脑卒中防治工程委员会中西医结合分会副主任委员，世界中医药学会联合会脉象研究专业委员会副会长兼秘书长，山东中医药大学脉学研究中心主任。

　　1963 年，齐向华出生于济南市黄河北岸的一个普通乡村。他的父母都是公社干部，平日里工作忙碌，与农村大多数家庭一样，对孩子是一种"散养"状态，年幼的齐向华因而获得了极大的自由，常常跑到公社旁边的卫生院里玩耍，与穿白大褂的乡村医生整日待在一起。卫生院里有许多中医大夫，为来就诊的村民诊脉、开方、针灸、熬药，卫生院里弥漫的浓郁奇异药香刺激着他稚嫩的嗅觉，带给他一种奇妙的感觉。趁大人不注意，齐向华和他的小伙伴们就偷着用药杵捣药，叮叮当当，清脆悦耳的捣药声宛如仙乐一般，仿佛自己是广寒宫中捣制长生不老药的"玉兔"，别提多快乐了。有时，他还会跟着"赤脚医生"去黄河滩采摘草药，在丛生的杂草中仔细辨认

"仙草",时不时摘下茎叶,放到嘴里嚼一嚼。采药、尝药、晒药、捣药、熬药……在耳濡目染中,年幼的齐向华俨然成了一个"小郎中",操作起来有模有样。

1965年,针对农村医疗卫生条件落后的情况,毛泽东发出指示:"把医疗卫生工作的重点放到农村去。"后来的一系列政策解决了长期以来农村缺医少药的问题,保障了人民群众的健康。没过多久,描写"赤脚医生"的电影在全国放映,他们的英雄事迹震撼着齐向华幼小的心灵,他梦想着有朝一日也能"一根银针走天下,一剂药方治百病",为乡亲们解除病痛。1979年,齐向华以优异的成绩通过高考,填报志愿时他果断选择了山东中医学院(现山东中医药大学)。抚今追昔,齐向华颇为感慨,"冥冥之中自有天定,天生就是一个'郎中命'"。在山东中医学院,齐向华如饥似渴地学习中医知识,各项技能突飞猛进。时光飞逝,5年的时间很快就过去了,毕业后齐向华被分配至山东省德州市人民医院中医科,科里只有几位老中医,他们凭着多年积累的经验诊脉开方,给了齐向华另外一种医疗模式的启迪。

为了更深入地学习中医,1988年,齐向华重回母校山东中医学院攻读硕士学位,师从山东中医学院创始人刘惠民先生的嫡传大弟子、知名中医陆永昌。齐向华说:"陆老先生功同良相,医术精湛,闻名遐迩,可以说,他是传统中医的最后代表人物之一,注重中药的药物作用,注重望、闻、问、切的四诊方法,对医术传承注重言传身教,和现代中医药大学对学生的培养模式完全不同。"齐向华从陆永昌先生身上汲取了一整套传统中医的知识结构和思维模式,医术水平大为提高。

1991年研究生毕业后,齐向华被分配至山东省中医院工作。在具体实践中,他发现有效辨证、准确获取患者的疾病信息是治疗疾病至关重要的一步。为此,他不断翻阅古籍,先后尝试过腹诊、耳诊、舌诊、眼诊等,最终,他将中医四诊"望、闻、问、切"中的切诊作为自己的主攻方向。他将古籍中对脉象特征的比喻性的多重复杂感觉"降维",用现代科学语言将其"翻译"出来。如弦脉比较直、硬,脉搏机械波传导距离长,血管内压大,更进一步来说,测量的维度就是血管壁的硬度,脉搏波传导距离,血管内压和血管的空间形态。"单一属性的东西即为要素，比如温度，无法对其属性再进行细分。想要对脉象进行科学测度，就需要找到脉象要素。"脉象要素是脉搏波中的固有信息，是脉象最基本的构成单元，由单一属性因素构成，可以定性与定量。经过反复比较试验，齐向华在传统28种脉象的基础上，总结出25对涵盖脉搏波和固有物理属性如黏度、温度等多维信息的脉象要素，并将脉象要素与各种器质性和功能性病变的映射关系进行探讨，建立了疾病临床系统诊断模式。经过十多年的苦心摸索和不懈攀登，融会中西，博采众长，终于建立了完整的"系统辨证脉学"。在中医传统脉诊体系基础上，综合系统论思想、血管生理学、血流动力学、认知心理学、人体全息规律等，运用现代系统科学的理论和方法，从新的视角来探讨和阐明脉的系统特性和规律，解决了经典脉学尚未解决的诸多问题，总结出一系列新的概念、观点、理论、方法，形成了完备的临床诊断体系："形神一体"诊断、疾病过程时空诊断、中西汇通整合诊断等。山东中医药大学著名教授祝世讷说："系统辨证脉学标志着中医脉学的现代研究上到一个新的台阶。"

从20世纪70年代末开始，脉学迎来了兴盛发展的黄金时代。为了让独具优势的脉诊技术得到更大范围的推广，齐向华与刘炽京等人经过积极筹备，于2009年成立了国内首个脉象专业委员会——山东中医药学会脉学专业委员会。此后，他们又成立了世界中医药学会联合会脉象研究专业委员会，为脉学打造了面向世界的技术交流平台。2013年，齐向华将自己创立的脉法进行整理，出版了《系统辨证脉学》，确立了在国内脉学领域的研究地位。他还组织制定了首个国际脉诊特色教学标准，出版了国内外首部脉学教程——《系统辨证脉学培训教程》，标志着系统辨证脉学走向正规化、理论化、体系化的道路。

2017年，齐向华被评为"山东省名中医药专家"，同年被授予"山东省科技领军人才"称号。2018年，他承担了国家重点研发计划"中医药现代化研究"重点专项——"基于系统辨证脉学的系列新型智能化脉诊仪研发"科研项目，致力于中医脉诊的智能化与客观化发展。2020年，他出版了英文版《系统辨证脉学培训教程》，让中医脉象学走向世界迈出了一大步。系统辨证脉学是在"扁鹊脉学"基础上发展创新而来的，2021 年，由齐向华申报的"扁鹊脉学诊法"获批山东省第五批省级非物质文化遗产。

齐向华一直致力于系统辨证脉学的推广，如今，经过"系统辨证脉学"培训的学员多达 2600 余人，遍及全国各地，美国、英国、韩国等国家也有他们的身影，为中医脉学的传承创新发展做出了极大的贡献。

目录

第一章

中医脉学发展

中医脉学是通过脉诊这项技术手段获得患者疾病信息并据此施以辨证论治的特色诊疗体系。脉诊又称切脉、诊脉、按脉、持脉，是通过触按人体不同部位的脉搏，以体察脉象变化、诊断疾病的切诊方法，属于中医四诊（望、闻、问、切）之一，为中医学独有的诊法。脉诊源远流长，是中医辨证论治的重要手段之一。孙思邈在《备急千金要方》中所言："夫脉者，医之大业也，既不深究其道，何以为医者哉！"徐春甫在《古今医统》中言："脉为医之关键，医不察脉，则无以别证，证不别，则无以措治。"脉诊的重要性不言而喻。

第一节　传统脉学发展源流

通常来讲，以 1840 年为界，可将脉学分为传统脉学和现代脉学。其中，传统脉学为 1840 年以前追溯至《黄帝内经》（简称《内经》）时期的脉学。传统脉学历经各代医家继承发展，已逐步形成了一套比较完备的中医特色诊疗体系，为千年来中医诊疗疾病提供了切实可行的理论依据。

一、传统脉学的萌芽与发展

传统脉学的最早记载，在相关著作中有迹可循。我们通常认为脉学鼻祖为扁鹊，在《史记·扁鹊仓公列传》中有载"至今天下言脉者，由扁鹊也"，但在长沙马王堆三号墓出土的医药文献帛书——《脉法》《足臂十一脉灸经》《阴阳脉死候》中，亦可散见脉诊的相关论述。如《足臂十一脉灸经》中就有："揗温（脉）如三人参舂，不过三日死。温［温（脉）］绝如食顷，不过三日死。烦心，有（又）腹张（胀），死。不得卧，有（又）烦心，死。唐（溏）［泄］恒出，死。三阴病杂以阳病，可治。阳病北（背）如流汤，死。阳病折骨绝筋而无阴病，不死。"记载了通过脉诊来判断疾病预后的相关论述。因此，传统脉学的最早记载可追溯至扁鹊所在时期以前。

（一）萌芽时期

春秋战国时期，脉诊萌芽，名医扁鹊被公认为脉学鼻祖。相传公元前5世纪，他运用三部九候的遍诊法治愈了虢太子的"尸厥"证。据传扁鹊到了虢国，听说虢太子暴亡不足半日，还没有收殓。于是他赶到宫门告诉中庶子，称自己能够让太子复活。扁鹊说："可试着诊视太子，应该能够听到他耳有鸣响，看见他的鼻翼微微张动，并且大腿至阴部还有温热之感。"中庶子闻言急返宫中，来到停放太子的床前，听耳、看鼻、摸腿，果然如扁鹊所言，便立刻向国王禀报，虢君大惊，亲自出来迎接扁鹊。扁鹊说："太子所得之病，就是所谓的'尸厥'。人接受天地之间的阴阳二气，阳主上主表，阴主下主里，阴阳和合，身体健康。现在太子阴阳二气失调，内外不通，上下不通，导致太子气脉纷乱，面色全无，失去知觉，形静如死，其实并没有死。"扁鹊命弟子协助他用针砭对虢太子进行急救，刺太子三阳五会诸穴。不久太子果然醒了过来。扁鹊又调和了几味药，让弟子在太子腋下熨烫，不久太子竟坐了起来。他又用汤剂调理20余日，太子的病就痊愈了。《淮南子·泰族训》指出："所以贵扁鹊者，非贵其随病而调药，贵其摩息脉血，知病之所从生也。"《盐铁论》亦指出："扁鹊抚息脉而知疾之所由生，阳气盛则损乏而调阴，寒气盛则损乏而调阳。"前人对扁鹊脉法给予了极大的肯定。

（二）发展时期

1.秦汉时期

《内经》成书于战国至秦汉时期，堪称脉学奠基之作，是我国现存最早、保存脉学内容最丰富的古典医籍。《内经》较全面地总结了秦汉以前的脉学经验，对脉诊的基本操作进行了规范。强调诊脉时机以清晨为佳，如《素问·脉要精微论》曰："诊法常以平旦，阴气未动，阳气未散，饮食未进，经脉未盛，络脉调匀，气血未乱，故乃可诊有过之脉。"强调以"太过、不及"论脉，如《素问·玉机真脏论》中记载："春脉如弦……其气来实而强，此谓太过……其气来不实而微，此谓不及……太过，则令人善忘……其不及，则令人胸痛引背……冬脉如营……其气来如弹石者，此谓太过……其去如数者，此谓不及……太过，则令人解㑊……其不及，则令人心悬如病饥。"《内经》中还记载了多种诊脉方法，包括三部九候诊法、人迎寸口诊法、独取寸口诊法、尺肤诊法、虚里诊法等，其中对三部九候诊法进行了重点论述，如《素问·三部九候论》中记载："有下部、有中部、有上部，部各有三候。三候者，有天、有地、有人也。必指而导之，乃以为真……中部之候相减者死，目内陷者死。"另外，《内经》中记载了 40 余种脉象和主病，对"四时五脏脉"尤其重视，《素问·平人气象论》曰："春胃微弦曰平……夏胃微钩曰平……长夏胃微软弱曰平……秋胃微毛曰平……冬胃微石曰平。"《内经》脉诊相关内容记录翔实，为后世脉学的发展奠定了基础。

《难经》中记载的脉法来源于《内经》，并在《内经》的基础上进行了继承和发扬。《难经》一难至二十二难中约 1/4 的内容对脉学相关理论做了论述，极大地促进了脉学的发展。《难经·一难》开宗明义："十二经中，皆有动脉，独取寸口，以决五脏六腑死生吉凶之法，何谓也？然：寸口者，脉之大会，手太阴之脉动也。人一呼脉行三寸，一吸脉行三寸，呼吸定息脉行六寸……故五十度复会于手太阴。寸口者，五脏六腑之所终始，故取法于寸口也。""独取寸口"诊法的提出极大地简化了《内经》中复杂的"三部九候"全身遍诊法，将诊脉部位定于"方寸之间"，使脉诊更加适用于临床并且一直沿用至今。《难经》对五脏在寸口的分候做出了界定，《难经·十八难》曰："脉有三部九候，各何主之？然：三部者，寸、关、尺也。九候者，浮、中、沉也。上部法天，主胸以上至头之有疾也；中部法人，主膈以下至脐之有疾也；下部法地，主脐以下至足之有疾也。"该书也论述了脉象与五脏生理病理的关系，如《难经·五难》言："脉有轻重，何谓也？然：初持脉，如三菽之重，与皮毛相得者，肺部也。如六菽之重，与血脉相得者，心部也。如九菽之重，与肌肉相得者，脾部也。如十二菽之重，与筋平者，肝部也。按之至骨，举指来疾者，肾部也，故曰轻重也。"即指出了脉的浮沉对应的五脏分属。此外，《难经·九难》言："数者腑也，迟者脏也。数则为热，迟则为寒。诸阳为热，诸阴为寒。故以别知脏腑之病也。"即根据脉的迟数来分辨脏腑之病。该书亦强调了色脉相应的重要性，如《难经·十三难》中言："假令色青，其脉当弦而急；色赤，其脉浮大而数；色黄，其脉中缓而大；色白，其脉浮涩而短；色黑，其脉沉濡而滑。此所谓五色之与脉，当参相应也。"由此，《难经》的问世对脉学的发展起到了承上启下的重要作用。

淳于意，西汉临淄（今山东淄博）人，因曾任齐国的太仓长，人称"仓公"或"太仓公"，《史记·扁鹊仓公列传》中记载："太仓公者，齐太仓长，临菑人也，姓淳于氏，名意。"因淳于意曾师从公乘阳庆，并被传授"脉书、上下经、五色诊、奇咳术、揆度阴阳外变、药论、石神、接阴阳"等禁方书，故传他有起死回生之能。淳于意创立了"诊籍"——我国医学史现存最早、体例较为完备的医案。在《史记·扁鹊仓公列传》中记载的淳于意的"诊籍"有25则，每个医案均详细记载了患者姓氏、年龄、性别、地址（或籍贯）、职业、病状、病名、诊断、病因、脉象、治疗、疗效及预后等。虽然《诊籍》中涉及了望、闻、问、切四诊，但尤重脉诊。《史记·扁鹊仓公列传》曰："意治病人，必先切其脉，乃治之。败逆者不可治，其顺者乃治之。"由此可看出淳于意善于用脉，临证时常审脉察色以测人之生死，进而辨证施治。

东汉末年，张仲景著《伤寒杂病论》。该书是张仲景的临床实践总结，它以阴阳五行和经络为主线，以条文的形式写作，大部分条文由疾病的证候、脉象、主治方剂及药物组成，这种脉、证、方、药相关的观点为今后的"脉方相应"理论提供了依据。此外，《伤寒杂病论》延续《内经》（如《灵枢·阴阳二十五人》)中对人的体质差异性的理解，初步认识了体质脉象。

2. 晋唐宋时期

王叔和所撰《脉经》以"类例相从"的方法历史性地总结了汉代以前的脉学著作，是我国现存最早的脉学专著。现考全书共10卷，其中有卷一、卷二与卷四论脉；其他几卷为论脏腑、论五脏六腑病证、载张仲景论伤寒杂病、手检图等。该书继《难经》之后完善了"独取寸口"脉法，明确提出寸口三关的划分及分属脏腑，开创了脉象鉴别之先河，继承和丰富了脉证之间的联系，而其最大贡献当属规范了 24 脉及不同的指下感觉。《史记》《内经》《难经》及《伤寒杂病论》中的脉象种类杂乱无章，并未统一，而《脉经》一书，概括了以往各医家观点，在"脉形状指下秘诀"篇中，将众多脉象归纳为浮、芤、洪、滑、数、促、弦、紧、沉、伏、革、实、微、涩、细、软、弱、虚、散、缓、迟、结、代、动 24 脉，并准确地描述了各种脉象不同的指下感觉。《脉经》以后几乎所有的脉学著作对脉象的描述，都是以《脉经》中的 24 脉为基础，只是略做更改而已。

隋唐时期，孙思邈所撰写的《千金要方》对诊脉的基本方法和要求进行了详细的论述。南宋施桂堂的《察病指南》以图示脉，创制了 33 种脉象图，该书是将脉诊走向标准化、客观化的初步尝试，对后世脉诊研究产生了深远的影响。

3. 明清时期

明代李时珍所撰《濒湖脉学》全面总结了前贤的脉学成就，上宗《内经》《难经》之论，旁鉴叔和、伯仁、仲景诸家之说，与实际相结合，说理透彻且形象生动，该书简明扼要、易学易记，被公认为是一部实用的脉学专著，为后人所推崇。该书分前后两部分，前半部分主要采用"七言诀"的方式，形象地叙述了浮、沉、迟、数、滑、涩、虚、实、长、短、洪、微、紧、缓、芤、弦、革、牢、濡、弱、散、细、伏、动、促、结、代 27 种不同的脉象，同类异脉的鉴别及各脉主病的有关内容，易于学者背诵；后半部分为李时珍之父在宋代崔嘉彦《紫虚脉诀》基础上予以删补而成，系统论述了脉象机理、诊脉法、辨脉提纲、五脏平脉、脉象主病、各种病脉体状等内容。"《脉经》论脉，止有二十四种，无长短二脉，《脉诀》歌脉，亦有二十四种，增长短而去数散"，李时珍则在对前贤各家学说去粗取精的基础上，再增牢脉而为 27 脉。《濒湖脉学》首次用"四分法"将 27 种脉象分为 4 类：8 种阳脉（浮、数、实、长、洪、紧、动、促）、15 种阴脉（沉、迟、涩、虚、短、微、缓、革、濡、弱、散、细、伏、结、代）、3 种阳中之阴脉（滑、芤、弦）、1 种阴中之阳脉（牢脉）。

清代周学海著有《脉义简摩》《脉简补义》《诊家直诀》《辨脉平脉章句》

等，他对脉学的思考启发了后世医家对脉象信息的解读，周学海初步制订了"位、数、形、势"脉诊纲领，进而概述了脉象属性的分类，传统脉象多数是复合脉，周氏在传统脉象的基础上补充了新的脉象特征如厚薄、宽窄、高深及脉有内曲外曲、脉有无数细丝等特殊现象。

4. 近现代时期

近现代由于西方医学的传入，中医脉学也有了跨越式发展。李士懋所著《脉学心悟》继承和发扬了传统脉学，该书以虚实为纲，而虚实又以沉候有力无力为辨；删减了难以区分并且病理意义相同的脉象，在《濒湖脉学》27脉的基础上删繁就简，去掉伏、牢、革、长、短脉，将濡脉改为软脉，共22脉。周华青创造了"图像诊脉法"，对传统脉象进行"写意"，将"只可意会，不可言传"的脉象据病绘出脉形，一定程度上推动了脉诊的客观化发展。黄杰熙潜心脉学，在实践中不断检验脉诊，著成《实践脉学》一书，该书以阴阳为总纲，以浮、沉、迟、数、虚、实、大、缓八脉为纲，分别代表表、里、寒、热、虚、实、邪、正，使脉学趋于全面。

二、传统脉学脉诊部位的衍变

历经各代医家发展，传统脉学的脉诊部位经历了从复杂烦琐的遍诊法到寸口诊法的衍变，更加方便了医家对疾病的诊疗。

（一）遍诊法

遍诊法始载于《素问·三部九候论》："岐伯曰……人有三部，部有三候，以决死生，以处百病，以调虚实，而除邪疾。帝曰：何谓三部？岐伯曰：有下部、有中部、有上部，部各有三候。三候者，有天、有地、有人也……上部天，两额之动脉；上部地，两颊之动脉；上部人，耳前之动脉。中部天，手太阴也；中部地，手阳明也；中部人，手少阴也。下部天，足厥阴也；下部地，足少阴也；下部人，足太阴也。故下部之天以候肝，地以候肾，人以候脾胃之气。帝曰：中部之候奈何？……天以候肺，地以候胸中之气，人以候心。帝曰：上部以何候之？……天以候头角之气，地以候口齿之气，人以候耳目之气。三部者，各有天，各有地，各有人。三而成天，三而成地，三而成人。

三而三之，合则为九，九分为九野，九野为九脏。故神脏五，形脏四，合为九脏。"《难经》亦有三部九候之说，"三部者，寸关尺也，九候者，浮中沉也"，此三部九候显然与《素问》的三部九候名同而义异，此处不做详述。"十二经皆有动脉"，根据上述原文，遍诊法所诊的上、中、下三部分别是头、手、足之动脉，具体来分，三部对应的天、人、地三候分别是：上部天是两侧颞浅动脉，上部人是耳前动脉，上部地是两颊动脉；中部天是手太阴肺经，中部人是手少阴心经，中部地是手阳明大肠经；下部天是足厥阴肝经，下部人是足太阴脾经或足阳明胃经，下部地是足少阴肾经。《灵枢·九针十二原》曰："五脏有疾也，应出十二原。十二原各有所出……阳中之少阴肺也，其原出于太渊……阳中之太阳心也，其原出于大陵……阴中之少阳肝也，其原出于太冲……阴中之至阴脾也，其原出于太白……阴中之太阴肾也，其原出于太溪……膏之原出于鸠尾……肓之原出于脖胦。"这样遍诊法在临床中便可实际操作，事实上这些切诊的部位不一定都有动脉的跳动，即以经脉为诊脉部位，我们所诊的乃是经气之变化，平人经气平和，则某些部位摸不到脉动，相反某经有病变则经气乱，故显于表而易诊。据此，本平人不大之脉，诊得脉动变大时则证明该经有病，所以《难经·五十八难》指出"温病之脉，行在诸经，不知何经之动，各随其经所在而取之"，从而判定病所。

以此诊脉得到的脉诊信息可以反映出"三而成天，三而成地，三而成人。三而三之，合则为九，九分为九野，九野为九脏。故神脏五，形脏四，合为九脏"的信息。何为神脏，何为形脏？中医学把神分为神、魂、魄、意、志，五神分属五脏，即"心藏神，肺藏魄，肝藏魂，脾藏意，肾藏志"，因此称五脏为"五神脏"。各医家对形脏的含义有不同的理解。王冰注："所谓形脏者，皆如器外张，虚而不屈，含藏于物，故云形脏也。所谓形脏四者，一头角，二耳目，三口齿，四胸中也。"王冰所言乃联系上文，以经解经。张志聪《黄帝内经素问集注》言："形脏者，胃与大肠、小肠、膀胱，藏有形之物也。夫五味入口，藏于肠胃……胃主化水谷之津液，大肠主津，小肠主液，膀胱者，津液之所藏，故以四腑为形脏。"认为形脏为胃、大肠、小肠和膀胱，四者藏有形之物，所藏之物是五脏所藏之五神化生的物质基础。管济生对这种看似合理的说法提出异议。众所周知，胃、大肠、小肠、膀胱乃属"传化物而不藏"的腑，胃肠的作用是受纳腐熟水谷，州都之官膀胱不过暂时贮存尿液而已，仅从此点来看，将胃、大肠、小肠、膀胱解释为四形脏是不恰当的。

由此可见，遍诊法所诊部位以经络循行为依据，根据经脉发源于脏腑及经脉系统营运全身、通内达外的生理特点，无论邪从外来或病由内生，都能从经脉上反映出来，通过切诊经脉循行部位以获取肝、心、脾、肺、肾五脏及胸中之气、头角、口齿和耳目等遍身信息。

（二）人迎寸口诊法

人迎寸口诊法最早见于《内经》。《灵枢·终始》载："持其脉口（寸口）人迎，以知阴阳有余不足，平与不平。"王叔和《脉经·卷第一·两手六脉所主五脏六腑阴阳逆顺第七》云："关前一分，人命之主，左为人迎，右为气口。"关于寸口的定位没有太多异议，一般是指两手掌后一寸桡动脉处，又称气口、脉口。关于人迎的定位有两种说法，一种是喉结两旁颈动脉搏动的部位，《灵枢·寒热病》载"颈侧之动脉人迎，人迎，足阳明也，在婴筋之前"，这样理解人迎便还未脱离经络诊法的范畴；一种是左手寸口脉，《脉经》云"左为人迎，右为寸口"。今人总结前人经验，应用人迎寸口脉诊法，遵循"左为人迎，右为寸口""气口候阴，人迎候阳"的原则，根据《素问·六节脏象论》所言"人迎一盛病在少阳，二盛病在太阳，三盛病在阳明，四盛已上为格阳。寸口一盛病在厥阴，二盛病在少阴，三盛病在太阴，四盛已上为关阴"，以两手寸脉之强弱比较定阴阳，阴阳既定再以寸关两部对比定三经。举例而言，若根据两手寸脉特点定为阳，则进一步比较人迎之寸关，若寸略大于（一盛）关则病在少阳，若寸大于（二盛）关则病在太阳，若寸明显大于（三盛）关则病在阳明。如何辨别和定义一盛、二盛、三盛是人迎寸口脉法应用于临床需要认识的关键问题。尽管各医家对于人迎的部位争论不休，但无论是颈总动脉搏动处还是左手寸口脉，人迎寸口诊法其实是种对比脉法，《内经》中提到最多的还是应用于指导针灸临床治疗，在现代指导临床辨证用药也有意义。

（三）仲景三部诊法

张仲景所著《伤寒杂病论》虽不是脉学专著，但其开篇即为"平脉法"，其后为"辨脉法"，且文章标题多用某某病"脉证并治"，开创了脉证并举、凭脉辨病（证）论治的诊疗体系。仲景三部诊法主要包括寸口脉、趺阳脉、太溪脉。寸口脉不再赘述。趺阳脉又称冲阳脉，位于足背动脉冲阳穴处，属足阳明胃经，故用来候脾胃病变，《伤寒论》247条言"趺阳脉浮而涩，浮则胃气强，涩则小便数，浮涩相搏，大便则硬"，《金匮要略》历节病"趺阳脉浮而滑，滑则谷气实，浮则汗自出"。太溪脉即少阴脉，属足少阴肾经，在足内踝太溪穴处，诊之可候肾气。

（四）独取寸口诊法

这是目前临床常用的脉诊法，由《内经》最早提出，详述独取寸口的依据，由《难经》首倡，并明确了寸口脉的长度和寸、关、尺三部的概念，至《脉经》完善了独取寸口法，明确了寸、关、尺三部的具体位置："从鱼际至高骨，却行一寸，其中名曰寸口。从寸至尺，名曰尺泽，故曰尺寸。寸后尺前名曰关，阳出阴入，以关为界……从关至尺是尺内，阴之所治也。从关至鱼际是寸口内，阳之所治也。故分寸为尺，分尺为寸。故阴得尺内一寸，阳得寸内九分，尺寸终始一寸九分，故曰尺寸也。"独取寸口脉诊法得以在临床上广泛应用，原因很多，但主要有两点：首先，更为方便，只需独取寸口；其次，可直接诊察脏腑情况，方便脏腑辨证。自从《伤寒杂病论》问世后，由于其治疗精简高效，被世人奉为临床圭臬，经方家成为中医主流，脏腑辨证也就成为辨证主流，《脉经》完善的两手寸关尺分候脏腑的脉诊法正好适应脏腑辨证的需要，因而很快成为主流的脉诊法，而服务于经络辨证的人迎寸口脉诊法只能退居二线。

三、传统脉学的贡献

（一）形成脉诊操作规范的框架

诊脉的操作程序包括诊脉最佳时间、医者仪态、患者姿势、诊脉环境、诊脉时间、布指、运指等，医家通过对操作程序不断修正完善，形成了脉诊操作规范的框架。其中，诊脉的最佳时间为晨起平旦，《素问·脉要精微论》中言："诊法常以平旦，阴气未动，阳气未散，饮食未进，经脉未盛，络脉调匀，气血未乱，故乃可诊有过之脉。"但在实际临床应用中平旦诊脉较难实现，因此只需患者静坐片刻，待气息平定时即可诊脉。《素问·脉要精微论》云"持脉有道，虚静为保"，这就要求诊脉时医者的心态及周围的环境以虚静为佳。诊脉时对患者也有一定的要求，《王氏医存》中对此有较详细的论述："病者侧卧，则在下之臂被压，而脉不能行；若覆其手，则腕扭而脉行不利；若低其手，则血下注而脉滞；若举其手，则气上窜而脉驰；若身覆，则气压而脉困；若身动，则气扰而脉忙。故病轻者，宜正坐、直腕、仰掌；病重者，宜正卧、直腕、仰掌，乃可诊脉。"一是患者位于医者的对面或侧面，掌心向上，手腕自然放松置于脉枕上；二是手腕部不可佩戴饰物如手表、手镯等，肩背部不可背包等。诊脉需诊满五十动，如《灵枢·根结》言："持其脉口，数其至也。五十动而不一代者，五脏皆受气。四十动一代者，一脏无气。三十动一代者，二脏无气。二十动一代者，三脏无气。十动一代者，四脏无气。不满十动一代者，五脏无气。"医者临证时可根据自己的呼吸频率来判断患者的脉搏频率，《素问·平人气象论》中说："人一呼脉再动，一吸脉亦再动，呼吸定息脉五动，闰以太息，命曰平人……常以不病调病人，医不病，故为病人平息以调之为法。"当然，诊脉中重要的操作也包括选指、布指、运指，所谓选指是指诊脉时选择医者的食指、中指、无名指的指目部位；布指是指"中指定关"，以中指按在患者掌后高骨内侧动脉处定关，食指按在关前（腕侧）定寸，用无名指按在关后（肘侧）定尺，布指需疏密得当；运指则为医者通过调节手指用力的轻重来浮取、中取、沉取患者的脉象。综上可以看出，脉诊操作规范已形成较完备的框架。

（二）开启"平脉辨证"诊疗模式

"平脉辨证"为医圣张仲景首创。张仲景在《伤寒论》和《金匮要略》中，均是以"辨某某病脉证并治"为标题，提示了张仲景将脉与病因、病机、症状相联系，开创了"平脉辨证"诊疗模式。对于"平脉辨证"的内涵，不同医家各执一词，大致有几种说法：一是认为"平"为"辨"的通假字，因此"平脉"实为"辨脉"；二是"平脉"是常人之脉，是指通过对比正常人的脉象来发现异常；三是有学者认为"平"通"凭"，即凭借脉象的变化来进行辨证。尽管医家对于"平脉辨证"的具体含义有争议，但其宗旨是将脉象与证候紧密联系起来。脉证合参是通过脉象特征抓住病证的本质。若脉证不符，则需要根据临床实际情况，确定是舍脉从证，还是舍证从脉。辨证论治是中医诊疗疾病的核心，因此，"平脉辨证"成为后世医家所推崇的重要诊断方式。

（三）构建"脉证相应"系统

经历代医家不断完善，逐渐形成了脉位与脏腑定位、病因病机、治则治法等关系的理论认识，最终构建了"脉－证－方"相应的脉象系统，为临床辨证论治提供了客观依据。脉象表征与病证相一致者，称为"脉证相应"，如瘀血脉细涩或结代、湿热脉滑数等均是脉证相应。若脉象表征与病证不一致或相反者，称为"脉证不相应"，如《景岳全书·脉神章》中言"凡有余之病，脉宜有力有神，如微涩细弱而不应手者，逆之兆也；凡不足之病，脉宜和缓柔软，若洪大实滑浮数者逆也"，即有余之病出现不足之脉，不足之病出现有余之脉，都是脉证不相应。因此，需正确辨别，舍证从脉或舍脉从证。

（四）奠定现代脉学发展基础

"太过不及"是实现现代脉学体系重构的重要理论基础。"太过不及"脉源于《内经》，指由生理功能偏离中和态导致脉象信息向极化方向发展。正如《素问·玉机真脏脉》中记载："春脉如弦……其气来实而强，此谓太过……其气来不实而微，此谓不及……太过，则令人善忘……其不及，则令人胸痛引背……冬脉如营……其气来如弹石者，此谓太过……其去如数者，此谓不及……太过，则令人解㑊……其不及，则令人心悬如病饥。"春脉应弦，太弦不可，不及亦不可，其对脉象的"太过不及"进行了定性描写。此外，《内经》中还多次论及太过不及脉象对应的各种病证，如《素问·脉要精微论》中言："反四时者，有余为精，不足为消。应太过，不足为精，应不足，有余为消。"王冰对此注曰："广陈其脉应也。夫反四时者，诸不足皆为血气消损，诸有余皆为邪气胜精也。"现代脉学通过对传统脉学的继承与创新，实现用现代科技语境描述脉搏信息。厘清脉搏信息与人的体质、心理、病因病机及西医疾病的映射关系，可以为现代脉学提供理论基础。脉学是中医学的精髓，中医传统脉学经历几千年传承，经各代医家的阐扬发展，逐渐走向完善。

第二节　现代脉学体系发展现状

脉学是中医学的重要组成部分，可分为传统脉学和现代脉学。根据中国科技史的相关记载，医学时代的划分以 1840 年为界，传统中医学完善于 1840 年之前，而之后为现代中医学时代。现代脉学打破传统脉学侧重于直观、形象化表达脉象的方式，并与西方医学融合，更加关注局部，分析脉象的层次细节。现代脉学将认知心理学、物理学等融入脉学分析中，使脉学更好地指导临床辨证。现代脉学更加注重用整体意向思维进行局部解剖，用易懂的物理学分析脉象产生的原理。

一、现代脉学体系

（一）现代脉学体系的发展

1840 年以前，中医形成的是重经验、重直觉的思维模式，对脉象习惯用"如按琴弦""如雨沾沙"这种主观意象的比喻手法，传统脉学理论更为注重脉象特征与疾病征象之间的直接对应关系，也因此造成了后世"在心易了，指下难明"的局面。而 1840 年以后，中西方在医学上产生汇通，对如何获知脉象特征的过程予以重视，中医在脉象上更加关注局部，分析脉象的层次细节，用整体意象思维进行局部解剖，用易懂的物理学语言分析各家脉学。

中医脉象是一个多维的空间概念，包括脉搏的位、数、形、动、质等维度，从时间、空间、属性、形态、动态等方面对识脉进行了高度凝练。因此要从多维空间认识脉象特征。之所以出现不同的脉学体系，如系统辨证脉学、金氏脉学、寿氏心理脉学、许氏脉学等，是各家对现代脉学研究的角度不同。虽然现代脉学的研究百花齐放，但其本质都融入了现代科学元素，意在实现中医的现代化、科技化，推动中医在国内外的发展。

（二）现代脉学体系的临床应用

现代脉学是临床辨证论治的重要参考手段，它将中医学与认知心理学、现代信息学、血流动力学、血液流变学、物理学等学科的基本原理相结合，突破了传统脉学侧重于直观、形象化表达脉象的方式，极大地促进和丰富了脉学的发展。脉诊是中医精准定位病变的重要方法，是今后中医学发展的一个重要方向。本节主要从金氏脉学、寿氏心理脉学、许氏脉学、系统辨证脉学的主要脉学理论窥探现代脉学的发展成果及临床应用。

金氏脉学是金伟将脉学与血流动力学、血液流变学、应用数学及现代医学理论相结合所创造出的新的脉学理论，它的最大优势是能够基本实现对疾病的定性、定位和定量诊断。该脉法将每脉搏确定为 A1、A2、A3、B1、B2、B3、C1、C2 共 8 个动点（点位），A 段代表的是脉搏的上升，B 段代表的是下降支的前段，C 段代表的是下降支的后段，同时将血流层上下分层分为浅层脉动、中层脉动、深层脉动、底层脉动（即层位），点位和层位结合成为脉。金氏脉学对现代疾病与脉象之间的关系进行了系统而深入的研究，确定了 198 种常见疾病的脉象数学模型，解决了传统脉学无法精确定位、定性、定量诊断的难题。

寿氏心理脉学通过不同心理状态下脉象所表现出不同的谐振波来感受他人的心理情感活动和分析心理致病因素。寿小云对中医心理脉象进行了 20 余年系统研究，为脉象与情志的相关性理论研究做出了突出贡献：在挖掘传统中医理论并融合各民族脉法的基础上，结合现代科学知识，把心理脉象系统从传统病脉系统中分离出来，形成极具临床实用价值的心理脉象诊法。新的脉象体系是一个包括脉象本身的变化、脉管周围组织形态学变化及脉象振动觉变化在内的综合脉象信息网络，尤其脉象振动觉频率变化多端，特异性很强，是许多心理脉象的主要鉴别指标。寿氏心理脉学把中医脉象扩展到心理脉象的研究领域，扩大了临床诊断的信息来源和信息量，也给脉象诊断增加了新的研究途径。

许氏脉学是许跃远将长期临床经验体会与现代解剖学理论相结合创造的脉学理论，认为寸口脉的寸、关、尺与人体内脏自主神经的节段性分区相对应，在神经和血管三分态势下，内脏病气和心共振的寸口顺序是：寸主头和颈胸，关主腹部脏器，尺主髂动脉分属的脏器。许跃远在长期脉诊临床经验的基础上提出"脉晕"理论，并运用到临床实践中。他认为，候脉时，在左、右寸口脉体上有时会触及点状的搏动力点、凹陷或无力的搏动弱点，人体相应脏器的疾病与这些点状脉点在寸口脉上的位置有十分密切的关系。疾病状态下神经的本位传导和脏器血管与心脏的收缩、舒张不协调是脉晕点形成的主要原理。形式多样的脉晕是各种内脏的病理信息体现，掌握脉晕的各种形式有助于对人体内脏疾病做出正确诊断。

系统辨证脉学体系是齐向华在融合古今脉学研究成果的基础上，遵循系统论的基本原理和基本规律，运用中医学、认知心理学、现代信息学和物理学的基本原理，形成的具有独到见解、容纳多学科、涵盖多层面的全新脉学体系。从位、数、形、动、质5个维度将脉象信息分化为25对脉象要素。其中，位包括表征空间位置的浮沉、上下、左右、内外；数包括表征时间要素的迟数、结代；形包括表征几何形态的粗细、曲直、凸凹；动包括表征长度要素的长短，波幅要素的高深、来去，速度要素的怠驶、缓急、进退、敛散，谐振波的动静；质包括表征质地要素的稀稠、枯荣、清浊、厚薄，压力要素的强弱，温度要素的寒热，张力要素的刚柔及流利度的滑涩。系统辨证脉学用具有单一物理属性的"脉象要素"表征脉象信息，它既可以独立表征机体特定生理、心理和病理特点，又可以组合成为脉象系统，从整体角度全面反映人体的身心状态、情志经历、现代医学疾病，将"脉象、证候、治疗"一体化，有助于临证诊断与疾病防治。通过现代科技语境描述脉搏信息可以厘清脉搏信息与人的体质、心理、病因病机及西医疾病的映射关系，进而形成网络动态逻辑判断，最终做出疾病诊疗与保健决策。

（三）现代脉学的客观化研究

1.研究现状

国外对脉诊仪的研究侧重于对桡动脉脉搏的脉冲研究及脉象图的标准制定。脉诊仪的基本原理是将脉搏的搏动信息通过传感器借助其换能装置转换成电信号，然后接通放大电路，用记录仪收集归纳微弱的生理病理信号，或利用计算机对采集的脉象信息进行统计分析处理，从而对脉搏波进行归纳输出诊断。研究调查显示，为适应现代医学将人体信号转换为视觉信号的发展趋势，国外对脉象波及仪器的研究和发展正趋向超声显像方面，脉象图也从波视图变为生象图。我国研制出了性能各异的脉诊仪，这些脉诊仪最大的区别是传感器，其次是脉象识别技术。其中，传感器类型主要包括机械式、压力式（压阻类、压电类、压磁类）、光电容积式、光纤类或微机电系统芯片及新兴超声波传感器，机械式是面世最早的，压力式是目前较为实用和成熟的。信号的传导方式包括固体、液压、气压传导，并且采用了压电晶体、半导体应变片、高分子压电薄膜、液态可变电阻等压电材料。基于这些方式研制面世的脉诊仪有 MX-3C 型、MX-811 型、ZM-Ⅲ型、MXY-1 型、BYS-14 型四导脉象仪，MTYA 型脉图仪，YGJ 医管家多功能辨证仪（整合脉诊仪功能）等。另外值得一提的是超声探测，它可无触头接触动脉，最大限度呈现脉象的真实性，是最新兴起的研究方向。

综上所述，国外对于脉诊仪的研究相对于国内开展早，但近年来，随着我国对科研创新的关注，国内相关学科陆续研发各种新型脉诊仪，研究处于领先地位，但迄今为止尚没有一款脉诊仪在临床辨证中得到广泛使用，其仍处于不断探索的研发与创新阶段。究其原因如下。①脉诊仪的研发团队有很多，但大多数局限于实验室及教学研究，与临床应用缺乏深入结合，致研究成果与临床脱节，缺乏临床数据，且研制出的脉诊仪多价格昂贵，或研究方向较单一，考虑到经济性及适用性，医院临床单位多很难采用。②对于脉象检查结果——脉图的分析，缺乏专业人员指导，大部分医疗工作者不明白脉图的含义，也为临床普及推广脉诊仪增加了难度。③因脉学流派不同，脉诊仪的设置原理千差万别，不同脉学流派之间或存在部分争议，也影响脉诊仪的推广。④中医辨证体系要求只有四诊合参才能全面了解病情，单纯应用脉诊仪仅能做到四诊中的"切诊"，只能局限性地展示疾病状况，因此要在临床应用中实现智能诊断还有很远的距离。⑤现代脉诊仪的研究方向多为疾病状态的脉诊数字化，中医历来重视疾病的预防，提倡"治未病"，因此需要现代脉学流派紧跟时代步伐，在将中医脉诊数字化、标准化、规范化的同时，不忘中医本源。

2. 临床应用

脉诊仪为实现脉诊客观化的代表性产物之一，已逐渐应用于临床。胡楠楠运用三探头脉诊仪对冠心病患者的脉象特征进行了研究，结果显示：冠心病患者的脉诊信息较健康对照组具有特征性改变，且冠心病患者不同中医证型之间的脉诊信息也呈现较强的特征性。石天爱将现代化科技成果与传统中医脉诊理论相结合，运用北京中医科学院研制出的脉诊仪采集不同体质人群的脉象信息，建立与体质相关的脉诊信息数据库，观察平和体质与痰湿体质青年人群间脉诊信息的特征性差异，为体质辨识提供了新思路。张岚亭应用 SMF-1 型中医脉象仪对 105 例双相障碍患者脉象的客观参数进行了研究，为中医早期诊断双相障碍及中医辨证施治提供了客观依据，对患者病情评估及风险预警提供了辅助性依据。丁姝应用移动充气式脉诊仪对脾胃系疾病患者进行脉象检测，证明了该脉诊仪在中医远程复诊模式中的可操作性，同时使中医脉象趋向科学化、客观化、远程化。

（四）现代医学对脉象机制的研究

通过解剖学认识到现代临床触摸的寸口脉部位是手腕部桡骨茎突内侧的桡动脉，它先经肱桡肌与旋前圆肌之间，继而在肱桡肌腱与桡侧腕屈肌腱之间下行，绕桡骨茎突至手背，穿第一掌骨间隙到手掌，与尺动脉掌深支吻合构成掌深弓，桡动脉下段仅被皮肤和筋膜遮盖。我们从生理病理学认识到脉象是在神经系统、内分泌系统等人体平衡调控系统的作用下，以心血管系统为中心，由心脏规律性收缩与舒张产生的，是人体生理、病理状态信息的综合反映，是人体各器官功能的间接体现。心血管状况的影响、血管组织成分的变化、自主神经活动的影响、血液及其流动因素的变化、各脏器各系统的相互影响、大脑及神经系统的变化都会导致脉搏产生变化。

从脉搏波、血液流动、血管壁运动及边界条件等方面研究脉象机制可实现对脉象机制的全面系统解读。

1. 脉搏波

心脏周期性射血产生脉搏波，在主动脉近心端形成主动脉脉搏初始波，将发生的血压、血流量和血管壁周期性波动迅速扩布到下游相邻的血管段，使之产生同样的周期性波动，以这种方式沿着动脉树的分支一直扩布到整个动脉系统，形成整个动脉系统的压力脉搏波、流量脉搏波、管壁脉搏波，三者相互作用形成动脉脉搏波，这是一种由始端的传入波和所有的反射波，经一定时间延迟后叠加而成的复合波。动脉脉搏波在传播过程中可受到许多因素影响而发生波形改变，脉搏波的传播速度和波反射是 2 个最重要影响因素，可通过 2 个参数进行定量表征：脉搏波传导速度和脉搏波增益指数。何为等利用示波原理和弹性腔理论建立了动脉血管模型，利用脉搏波传导速度、每搏输出量等作为心血管参数来研究脉搏波的形成及变化，从而判断动脉硬化的指数，结果准确。

2. 血管壁运动

动脉壁由内膜、中膜和外膜 3 层组成，每层都含有不同量的弹性蛋白、胶原、血管平滑肌细胞及细胞外基质。弹性纤维与胶原纤维的功能是维持血管内稳定的张力及抵抗跨壁压，另外，血管平滑肌的功能是在生理控制下提供一种活性的收缩张力。因此，动脉血管的张力与血管壁的力学特性有关，由血管弹性张力和血管壁平滑肌收缩产生的张力两部分组成，在管内压力作用下，血管产生径向变形。其应力与应变过程有关，主要涉及血管壁剪应力的变化、管壁压力的变化及因此而产生的壁内应力的变化。涉及的生理参数有切应变、正应变、血管内压力、血管管径、动脉管的顺应性等。

3. 血液流动

血液与人体生理活动密切相关，疾病的病理过程改变血液的生化、物理状态，反映在血液的流变性质上。血液流变性质通过间接影响心血管功能及循环系统参与脉象的形成，同时，它又直接影响血管内血液的流量、血液的流动速度、血流阻力及血液本身的流变特性等，因此，通过对血流变的分析能够了解脉象变化。泊肃叶定律是生物流体力学的一个重要规律，常用于讨论和测定流体的黏滞系数及分析人体的血液流动，从泊肃叶公式中可以得出血液黏滞度与流量或流速成反比，与半径的 4 次幂成正比。因此，在研究桡动脉波动形成的血流因素时需考虑以下生理参数：血液黏滞系数、血流阻力、雷诺数、血管长度等。

4. 血液与血管壁间耦合作用

流固耦合作用对血液的流动速度、回流速度和壁面剪应力有较大影响，用来考虑血液 - 血管相互作用和生理脉动作用影响，能真实反映血液在血管中的流动情况。由于血液具有黏滞性，紧贴血管壁的一层流体受到管壁对它的黏性阻力，二者存在相互间的流固耦合作用，血液和血管壁之间没有纵向相对运动。涉及的生理参数有血管的几何尺寸、血管弹性扩张系数、谐波频率、血管的黏弹性及血液的黏性等。

二、系统辨证脉学

（一）系统辨证脉学的创立及发展

山东名医刘惠民及其弟子陆永昌继承、挖掘扁鹊脉法，积极主张临证四诊合参，尤其重视脉诊。二位名中医将其脉学思想与技术凝结汇聚，结合新时代的临床实际需要，以"临证必诊脉"、重视脉象与证候的对应关系为特征，形成了能够代表当时齐鲁医派的脉学诊法。他们言传身教，以脉言病，向学生讲述脉法特点，培养出多位中医学专业人才。刘惠民开创性地提出了研发电子测脉仪（脉诊仪）的思路，在脉诊客观化发展领域具有超前意识及真知灼见，为再传弟子齐向华的脉诊科研道路指明了方向。齐向华亦作为陆永昌的弟子在脉学方面承其意志、别开生面，创立了系统辨证脉学诊法。

齐向华在秉承陆永昌脉学精髓的基础上，将传统脉法与现代科学技术更好地结合，逐渐形成了具有独到见解的、容纳多学科的、涵盖多层面的"系统辨证脉学"体系。它是遵循系统论的基本特性和基本规律，运用中医学、认知心理学、现代信息学和物理学的基本原理，融合古今脉学研究成果，形成的容纳多学科的开放性理论体系。在遵循《内经》"诊有过之脉"和《金匮要略》"脉当取太过不及"的两仪化原则基础上，按照系统科学原理对脉象信息进行分化，探讨"被测量"的脉象要素及其属性之间的内在联系，以揭示机体的状态。通过对两仪化脉象机制的深入探究，回答"其然"和"所以然"的本质，形成内部逻辑自洽的脉诊体系——系统辨证脉学，将既往脉诊经验知识碎片堆积进行科学、系统地升华。将复杂的脉象系统分化出25对单一属性脉象要素，可以把主观感觉运用近似现代物理学的指标来进行描述和计量。脉象要素是一种客观存在，能够被人类感知，是整体状态之下脉中单属性的"被测量"，为脉搏中所固有，是脉象系统最基本的构成单元。系统辨证脉学将"系统科学"纳入脉象研究中，认为脉象是一个复杂的信息系统，脉象信息可以分化为多种物理性质，并运用中医学理论来分析脉象要素及要素发生的内在机制，脉象要素之间的关联与逻辑关系，表征疾病发生发展的病因、病机、证候及西医疾病的客观"证据链"，为辨证论治提供可靠的依据；创新性推出"脉－证－治"

相应的辨证理论体系并建立新的"平脉辨证"的脉方（脉药、脉针等）相应治疗体系，使各种治疗措施都有机统一在脉诊判断分析的结论之下。

系统辨证脉学体系揭示了脉象系统所包含的基本脉象要素的物理特性、认知方法及要素、层次之间的关系，旨在为辨证施治提供不同层次的客观依据。系统辨证脉学有 2 个主要特点：系统性和回溯性。系统性是指本脉学体系充分体现"系统科学"的基本属性，将复杂脉象系统分化成单一物理变量的脉象要素，强调脉象要素、层次、系统之间的联系，通过脉象要素、层次之间的联系，表征疾病的不同层次，如病因、病机、病位等不同系统，抽丝剥茧，环环相扣，进而形成"脉证相应""脉方相应"的治疗和调护系统。回溯性主要有 2 个特点：一是本脉学体系认为，学习脉诊技术不是通过简单学习语言文字能够练就，而是应该回归人体感觉认知功能的起点，开发体察脉象的功能，通过训练机体手指的单一感觉通道，对应大脑中脉象的"情景记忆系统"，以便在脉诊过程中随时对受诊者的脉象特征进行印证，而获得脉象信息认知，即强调脉诊的学习过程应该回溯人体的感觉本源；二是在脉诊过程中，医者要根据患者当前脉象特征所表征的意义进行推理，判断、分析疾病的病因、病机发展和疾病结果，即通过脉诊达到对疾病"过程流"的回溯。

（二）系统辨证脉学的临证优势

以疾病为基点，通过系统辨证脉学独特的脉诊技术，采集所有可以感觉到的脉象要素，然后通过归纳分析各个脉象要素本身所表征的意义及相互之间的内在医学逻辑关系，可回溯还原疾病的主要环节（病因、起始病机、体质、个性等），以及当前存在的病机、状态和西医疾病，构建中医所注重的时间结构和西医所注重的空间结构的多维诊断体系，在临床诊疗疾病时具有诸多优势。

1. 中医辨证

脉诊可以对体质、个性、病因、病机等进行辨证。特定体质辨证可以指明治疗原则，如脉"枯"表征阴液不足体质，对患者所患一切疾病的治疗均要以养阴护液为基础，如外感风寒时用养阴祛风的加减葳蕤汤，而不能应用燥性祛风散寒的麻桂剂；食积腹痛、腹胀用养阴加消食导滞药，切忌应用燥烈消导之剂。病因包括外感六淫、内伤七情、饮食不节、劳逸过度、年老体衰等，结合一定脉象要素可组成准确的对应辨证模块——病因脉象系统。如沉、细、刚、缓、寒、敛、线状脉象表征外感风寒；浮、粗、缓、热、数、散、上脉象表征外感风热；郁动代表生闷气；右关部位粗、稠、边界模糊脉象是积食的典型特征。病机是病因作用下体内状态发生改变和疾病发生的机制和责任环节，病机的发展具有环环相扣的特点，病机是疾病发展的过程变化流，可以用脉象要素组成特定模块进行表征。如气机升降出入功能紊乱，出现上、寸浮尺沉、寸强尺弱、寸粗尺细脉象表征气机上逆；下、寸沉尺浮、寸弱尺强、寸细尺粗脉象表征气机下陷；沉、细敛脉象表征气机郁闭。

2. 西医疾病诊断

可通过脉诊对疾病进行定性、定量及定位诊断。脉象要素可以从不同方面表征西医疾病的性质，如"稀"表征贫血或低蛋白血症，"稠"则表征血脂高。通过对桡动脉轴向寸上、寸、关、尺、尺下五部和完整的一次脉搏波六段的时间分段，纵向七个层流的变化，横向分为五部，将人体状态与脉搏的各个时点密切对应。此外，可以对脉象要素所表现出的物理属性的程度进行定量诊断。如通过特定手感的"糖搏"（"糖搏"是指随人体血糖增高而出现的一种特殊手感的涩搏）判断糖尿病的易患性及血糖的高低；辨"盐搏"（"盐搏"是指随人体血钠增高而出现的一种特殊手感的涩搏）判断进食食盐量的多少。

3. 中西医汇通诊断

中医诊断学立足于对人体功能态及变化的证据的收集，而西医诊断学则立足于对人体结构变化证据的收集。由此看出，中医、西医体系理论的汇通存在一定的困难。脉诊通过独特的技术优势补充，将中医、西医理论相交融。通过微观脉诊可以发现，冠心病患者在左侧桡动脉脉搏波扩张期前 1/3 时段中层血流出现纵向、细长、质韧的"凸"特征，在此基础上，如果整体脉象"稠""涩""缓"者为痰浊壅盛，二者结合则为胸痹痰浊闭阻证；整体脉象特征"短""涩""缓"者多为气滞血瘀，二者结合则为胸痹气滞血瘀证。

（三）系统辨证脉学的客观化研究

基于系统辨证脉学，通过规范化脉诊技术，构建模拟客观化脉诊的工程学模型，从而实现中医脉诊过程的客观化和标准化。脉象作为一个复杂的多维概念，包含了脉搏的位、数、形、动、质等多种要素，本团队改变以往脉诊"不可描摹"的弊病，形成了《山东省中医临床优势技术操作规范——系统辨证脉学脉诊技术操作规范》。通过对 25 对脉象要素的现代物理"指标"进行描述和计量，使以往"只可意会，不可言传"的脉象有了客观的衡量标准。本团队依托国家中医药行业科研专项项目、国家重点研发计划"中医药现代化研究"重点专项项目，致力于新型智能化脉诊仪的研究，基于脉搏信号传感与表达、智能辨识与诊断等科学技术问题，实现脉诊客观化、科学化和智能化，利用信息学、工程学和信号学等多科学方法，突破脉象信息采集的核心技术。首先，对脉象采集进行了规范化研究，包括确立脉诊信息采集区域窗的长度与宽度、建立脉象信息三维采集区域、制定《系统辨证脉学信息采集表》及对采脉人员进行培训与考核；其次，对传感器进行了筛选、确定及改良；再次，对脉诊仪器操作软件系统进行了设计，软件系统关键技术包括人机交互界面的设计、硬件驱动、波形显示、数据存储、模块之间的通信技术和系统软件测试技术等六部分。最终建立特征脉象要素辨识及"气机运动状态"的脉象识别模型，研发基于系统辨证脉学的智能化脉诊仪，构建中医脉象健康辨识平台。

到目前为止，本团队已成功研制第五代脉诊仪原理机并取得了初步验证，促进了脉学客观化研究和科技成果转化。在临床应用中的意义体现在三方面。一是提高了中医队伍整体的脉诊水平，通过智能化脉诊仪的监测为医生提供了精确的气机辨证客观资料。二是进一步强化了基层医疗，可辨识中医气机状态的脉诊仪的应用可以辅助提高广大基层医生的中医理论和技术水平，有利于"三级诊疗"政策的落实。三是有利于"治未病"理念的落实，智能化脉诊仪"气机辨识"能够对疾病演变倾向进行辨析，将"未病"状态给予客观表征，为预防保健提供依据。

第二章
齐向华对疾病产生的认识论

中医学独特的脉象诊断方法根本目的是服务于临床辨证施治，为辨证施治提供客观指导依据，周学海说："张隐庵曰：或曰识脉其难乎？余曰：子但知识脉之难，而不知审脉之更难也。识脉者，如滑伯仁《诊家枢要》，浮，不沉也；沉，不浮也；迟，不及也；数，太过也。以对待之法识之，犹易分别于指下。审脉者，体会所见之脉何因，所主之病何证，以心印之，而后得也。"因此，中医通过诊脉能够判断出疾病的病因、病机和种种不适症状。齐向华教授就是通过提取疾病过程中的脉象特征去诊断疾病的。在介绍齐向华教授的凭脉辨治疾病之前，首先与大家分享和介绍他对疾病独特的认识论。

第一节　疾病过程论

疾病是在一定条件下，人体受各种病因损害，自稳调节发生紊乱而出现的异常生命活动过程，包括引发一系列代谢、功能、结构的变化，表现为症状、体征和行为的异常。人类从医学产生开始便有对疾病发生发展的认识论，认识方法和思维方式的不同决定了传统医学和现代医学对疾病认识的不同。

一、传统医学对疾病的认识

中国传统医学即中医学，是研究人体生理、病理，以及疾病的诊断和防治等的一门学科。它承载着中国古代人民同疾病作斗争的经验和理论知识，是在古代朴素的唯物论和辩证法思想指导下，经过长期医疗实践逐步形成并发展的医学理论体系。

（一）中医基础理论

中医理论来源于人们对医疗经验的总结及中国古代的朴素哲学思想。其内容包括精气学说、阴阳五行学说、气血津液、脏象、经络、体质、病因、病机、治则、养生等。两千多年前，《内经》问世，奠定了中医学的基础，时至今日，与中国传统医学相关的理论、诊断方法、治疗方法等，均可在该书中找到根源。

中医学以阴阳五行作为理论基础，将人体看成是气、形、神的统一体，通过望、闻、问、切四诊合参的方法，探求病因、病性、病位，分析病机及人体内五脏六腑、经络关节、气血津液的变化，判断邪正消长，以此得出病名，归纳出证型，从而进行辨证论治。

（二）中医诊断方法

中医诊断疾病有其自身特色，其中以宏观整体思维、司外揣内方法最为鲜明，并由此决定了中医诊断疾病的优势。

1. 宏观整体思维

中医诊断疾病应用的是宏观思想，采用望、闻、问、切的诊察方法，以整体且相互联系的思维方式诊察患者病情，想要看到的和实际看到的是一个整体。宏观整体的思维特色，最大的优势是把人体作为一个有机的整体看待，并将此理论用于诊察和诊断疾病。这种认识非常符合物质世界的统一性，具有丰富而朴素的辩证法思想，是辩证法在人类医学应用中的先驱。

中医把人与大自然看作一个统一的整体，人是大自然的产物，"与万物浮沉于生长之门"。《素问·宝命全形论》指出："人以天地之气生，四时之法成。"同时，中医还把人体各脏腑器官看作一个统一的、不可分割的整体。《素问·灵兰秘典论》将人体各脏腑器官的相互关系形象地比喻为一个国家的上层政权机构。各脏腑器官和全身的关系，是部分和整体的关系，彼此之间相互联系，相互制约，相互资生。整体是由各脏腑器官构成的统一有机体，形成一种极其复杂的生命现象。

举例说明，感冒在西方医学看来是一类病，用药原则和种类是一样的，而中医则不同，中医将感冒分为风热感冒、风寒感冒、暑湿感冒、气虚感冒等，治疗方案和用药是不同的，甚至是完全相反的。如"寒者热之，热者寒之"意思是因为寒邪导致的疾病，要用热性的药物治疗，而热邪导致的疾病，则要用寒性的药物治疗，如果用反了反而会加重病情。

再如，我们平时治疗部分头晕的患者，除了选择头部的穴位，也会选择一些肢体上的穴位。治疗部分腰痛的患者，我们不仅在腰部选取穴位，也会选择一些手上或者脚上相对应的穴位。头晕的患者，有可能患肝胆经的疾病，如肝阳上亢或胆经的某些病变，那么我们就可以选择脚上肝胆经的穴位，如太冲、阳陵泉来治疗，这就是针灸远端取穴和循经取穴的应用。腰痛的患者，我们常用的穴位有脚上的委中穴和手上的后溪穴，这也是远端取穴。

2. 司外揣内方法

《内经》曰"有诸内必形诸外"，意思是说人体内部的病理变化必然在外部有所反映，通过观察外部的现象可以了解内在的病理变化，如日月之投影、水镜之照形、击鼓之有声。中医诊断疾病是基于人体"有诸内必形诸外"的理论，采用的是望闻问切、司外以揣内的方法，通过无创伤性的方式获取病理信息，侧重于从生命现象反映出来的功能变化检查疾病，在五脏六腑和器官处于相互协调和运转的状态下诊察疾病。司外揣内方法的最大优势在于认为机体内外表里有着密切的关联并相互影响，这种认识非常符合物质世界普遍联系的规律。

同时，在人体病理始终处于动态变化的情况下，用动态的方法诊察和诊断疾病非常符合在动态的生命过程中认识和判断疾病的新思维、新趋势，更能准确地把握疾病的现实状态。

二、现代医学对疾病的认识

现代医学对疾病的定义是人体正常形态与功能的偏离。现代医学是引入并应用现代科学方法及成果的医学模式。其中，西医是现代医学的代表，源自西方文化的一种建立于简单二分法基础之上的以对抗性思维为核心的医学模式。

西医在数百年前就从解剖人体中认识人的生命、改造人的生命，这是西医的解剖学与外科技术的渊源。西方进入工业社会，显微技术出现，西医借助显微镜进入了人体的微观世界，从器官组织的分割到细胞与组成细胞的更小物质。为了进入人体生命的微观世界，必然用分割的方法。人体生命微观世界中的物质量变，直接表现为生命的常态与变态，也就是有没有疾病，疾病的进退变化。西医对疾病、人体的认识，更突出局部的特点。用分割的方法认识生命中的量变、认识疾病，用对抗的方法改造生命，这就是西医的哲学方法论，是西医认识世界、改造世界的观念。我们必须承认，这是西医对人类的贡献。如果没有西医开拓生命微观世界这条路，到现在人类还是处于生命微观世界中的盲者。

西方医学的世界观是什么？医学的世界是生命世界，如何认识生命世界和改造世界，这就是西医的世界观。而认识生命的方法和改造生命的方法就是哲学方法论。西医是怎样认识生命的？西医从微观世界中去认识生命。但在微观世界中认识生命、改造生命的西医看不到生命的功能性运动与生存本能系统的活动。西医改造生命的对抗方法是以物质的量变为靶的，没有认识到物质的量变是人体功能改变的结果。对人体功能性的认识不足，治疗上也只会局限在与物质量变的对抗中。

了解中医和西医的哲学方法论，目的是使大家明白这两种医学的核心思想，它们各自有各自认识疾病和治疗疾病的方法。

三、齐向华对疾病的认识

齐向华通过对其30余年临证经验的总结，以及对中医的深刻认识，形成了他对疾病发生发展过程的认识方法和思维模式。他认为，由于疾病具有复杂性和多样性，也由于人类认知的局限性，医者通过四诊或其他诊疗手段所能采集到的病史信息，常常不能反映疾病的全貌，亦不能全面把握疾病发生发展的过程。"疾病过程"呈现给人们的首先是疾病在时间意义上的异时连续的演变过程，即疾病信息、状态、现象及其变化。人类认识疾病需要进行不断的探索与临床实践，凭借望、闻、问、切四诊来剖析疾病萌芽、发展、传变及转归各个阶段的主要责任环节，并分别采取相应措施来遏制每一阶段的进展，达到"未病先防，既病防变"的目的。下面我们分别从疾病产生的病因、病机及其衍化、各类疾病的辨识等层面，以"过程论"思维来阐述疾病发生、发展的各个责任环节及环节间的联系规律。

齐向华认为疾病的发展过程分为前端、中段和后段三部分。前端是指疾病初始致病因素；中段是疾病发展过程的不同病理阶段，即疾病基本病机及衍化过程，是各种证候的综合表现；后段是因证的变化产生的疾病。分段识病是对疾病发生发展的总体把握，它将整体观贯穿始终，并充分重视疾病发展的时空观。分段识病，审证求因。

（一）病因

疾病的前端即疾病的发生源头，疾病产生的始动因素，与体质、个性、五神密切相关，主要是从内因和外因两方面对病因进行回溯，其中内因主要包括患者的体质禀赋、饮食行为、性格心理及人生不良境遇等；外因主要包括患病初期周遭的自然、社会环境及化学、物理损伤等。外因是导致疾病发作的"开关"，即"始动病因"，疾病一旦发生，其致病性自行消失，维持疾病发展的则是机体内已经具备的病机；内因往往是疾病发生及维持发展的关键，称作"持续病因"；二者共同构成了现代医学所说的"病因网络"，这些致病因素潜伏期长，特异性弱，在多因素交叉联合作用下，可导致机体出现各种复杂多变的症状。

1. 从体质角度认识疾病

体质是由先天遗传和后天获得形成的，人类个体在形态结构和功能活动方面所固有的、相对稳定的特性。个体体质的不同，表现为在生理状态下对外界刺激的反应和适应上的某些差异性，以及发病过程中对某些致病因子的易感性和疾病发展的倾向性。所以，体质是疾病发生和演变的基础之一，为诊断和治疗疾病提供依据，是机体脏腑、组织、气血、阴阳等的盈亏偏颇和运动态势趋向的素质特征。"治病之要，首当察人体质之阴阳强弱"（《医门棒喝》）。机体的体质特点决定着发病的倾向性、对某些病因的易感性和耐受性及疾病的转归等。

《灵枢·阴阳二十五人》运用阴阳五行学说，结合人的皮肤颜色、形态特征、生理功能、心理特征、对环境的适应能力、患病倾向性等多个特征，归纳总结出木、火、土、金、水5种不同的体质类型。

木形人的体质特点为，皮肤苍色，头小，面长，两肩广阔，背部挺直，身体小弱，手足灵活。并有才能，好劳心，体力不强，多忧虑，做事勤劳。此种体质的人对于时令的适应，大多能耐于春夏，不能耐于秋冬，感受秋冬寒冷之气的侵袭就容易生病。临证诊脉，根据脉象"直强而热"的基本特征，就可以做出"木形人"的体质判断。在此基础上，根据兼见的脉象要素的差异可以辨别出不同的体质亚群。

火形人的体质特点为，皮肤赤色，脊背肌肉宽厚，脸形瘦尖，头小，肩背髀腹匀称，手足小，步履稳重，对事物的理解敏捷，走路时肩背摇动，背部肌肉丰满。其性格多气、轻财、缺乏信心，多虑，认识事物清楚，爱好漂亮，性情急。此种体质的人对于时令的适应，大多能耐于春夏，不能耐于秋冬，感受秋冬寒冷之气的侵袭就容易生病。临证诊脉，根据脉象"热而强"的特征，即可做出"火形人"的体质判断。在此基础上，根据兼见的脉象要素的差异可以辨别出不同的体质亚群。

土形体质的人，皮肤黄色，面圆，头大，肩背丰厚，腹大，大腿到足胫部壮实，手足不大，肌肉丰满，全身上下匀称，步履稳重，举足轻。内心安定，助人为乐，不喜依附权势，爱结交人。此种体质的人对于时令的适应，大多能耐于秋冬，而不能耐于春夏，感受春夏温热之气的侵袭就容易生病。临证诊脉，根据脉象"厚而柔"的特征，即可做出"土形人"的体质判断。在此基础上，根据兼见的脉象要素的差异可以辨别出不同的体质亚群。

金形体质的人，皮肤白色，面方正，头小，肩背小，腹小，手足小，足跟坚厚而大，如有小骨生在足跟外，骨轻。为人清白廉洁，性情急躁刚强，办事严肃、果断、利索。此种体质的人对于时令的适应，大多能耐于秋冬，不能耐于春夏，感受春夏温热之气的侵袭就容易生病。临证诊脉，根据脉象"薄、敛、细、弱"的特征，即可做出"金形人"的体质判断。在此基础上，根据兼见的脉象要素的差异可以辨别出不同的体质亚群。

水形体质的人，皮肤黑色，面部不光整，头大，颊腮清瘦，两肩狭小，腹大，手足好动，走路时身摇，尻骨和脊背很长。禀性无所畏惧，擅长欺骗人。这种人对于时令的适应，大多能耐于秋冬，不能耐于春夏，感受春夏温热之气的侵袭就容易生病。临证诊脉，根据脉象"厚粗而稠"的特征，即可做出"水形人"的体质判断。在此基础上，根据兼见的脉象要素的差异可以辨别出不同的体质亚群。

2. 从个性角度认识疾病

个性亦称"人格"，指个人的精神面貌或心理面貌。在心理学中，个性与人格都有广义和狭义之分。广义的个性与人格是同义词，二者均指个人的一些意识倾向和各种稳定而独特的心理特征的总和。狭义的个性通常指个人心理面貌中与共性相对的个别性，即个人独具的心理特征。狭义的人格通常指个人的一些与意识倾向相联系的心理特征的综合表现，有时，甚至仅指个人的品德、操行。不同的个性产生对待事物不同的认识和处理方式，从而产生不同的心理变化，日久导致疾病的发生和演变，也是疾病发生发展的重要基础之一。

在《内经》中，一般对人的认识是从阴阳角度进行的，因此我们先从阴阳的角度来分析人体。《灵枢·通天》说："盖有太阴之人，少阴之人，太阳之人，少阳之人，阴阳和平之人。凡五人者，其态不同，其筋骨气血各不等。"这里就把人从阴阳的角度分成了 5 种人，太阴之人、少阴之人、太阳之人、少阳之人、阴阳和平之人。这里的"太""少"实际就是多和稍微多的意思。这一分类主要是从人的性格特点、行为等角度来说的。

太阳之人个性特点：事事善于表现自己，习惯说虚妄大话，能力不大却言过其实，好高骛远，行为作风草率，不顾是非，意气用事，过于自信，事败而不知改悔。临证诊脉，根据脉象"浮、动而上"的特征，即可做出"太阳之人"的个性判断。在此基础上，根据兼见的脉象要素的差异可以辨别出不同的个性亚群。

少阳之人个性特点：工作生活谨慎，自尊心较强，爱慕虚荣，稍有地位则自夸自大，好交际而难于埋头工作。临证诊脉，根据脉象"上、细、长"的特征，即可做出"少阳之人"的个性判断。在此基础上，根据兼见的脉象要素的差异可以辨别出不同的个性亚群。

太阴之人个性特点：贪婪而不仁慈，表面谦虚，内心阴险，好得恶失，喜怒不形于色，不识时务，只知利己，惯于后发制人。临证诊脉，根据脉象"沉下而缓"的特征，即可做出"太阴之人"的个性判断。在此基础上，根据兼见的脉象要素的差异可以辨别出不同的个性亚群。

少阴之人个性特点：贪图小利，暗藏贼心，时欲伤害他人，见人有损失则幸灾乐祸，气愤嫉妒他人所获得的荣誉，缺乏仁爱。临证诊脉，根据脉象"直细而刚"的特征，即可做出"少阴之人"的个性判断。在此基础上，根据兼见的脉象要素的差异可以辨别出不同的个性亚群。

阴阳和平之人个性特点：能安静自处，不求名利，心安无惧，寡欲无喜，顺应事物，适应变化，位高而谦恭，以理服人而不以权势压人。行为从容稳重，举止大方，为人和顺，适应变化，态度严肃，品行端正，胸怀坦荡，乐天达观，处事理智，为人所尊敬。临证诊脉，根据脉象"厚而柔缓"的特征，即可做出"阴阳和平之人"的个性判断。在此基础上，根据兼见的脉象要素的差异可以辨别出不同的个性亚群。

3. 从五神角度认识疾病

五神即神、魄、魂、意、志5种人的精神活动，中医五行理论中，五神与五脏相应，心藏神，肺藏魄，肝藏魂，脾藏意，肾藏志，又称五脏所藏。《素问·本病论》谓："人犯五神易位，即神光不圆也。"在中医五行学说理论中，五神与五脏有对应关系，故在生理及病理上，五脏功能的正常与否与人的情志活动正常与否有内在联系。

（1）心藏神

又称心主神明或心主神志，是指心有统帅全身脏腑、经络、形体、官窍的生理活动和主司精神、意识、思维、情志等心理活动的功能。故《素问·灵兰秘典论》说："心者，君主之官也，神明出焉。"人体之神，有广义与狭义之分。广义之神，是整个人体生命活动的主宰和总体现；狭义之神，是指人的精神、意识、思维、情感活动及性格倾向等。心所藏之神，既是主宰人体生命活动的广义之神，又包括精神、意识、思维情志等狭义之神。人体的脏腑、经络、形体、官窍，各有其生理功能，但它们都必须在心神的主宰和调节下分工合作，共同完成整体生命活动。心神正常，则人体各脏腑的功能互相协调，彼此合作，全身安泰。神能驭气控精，调节血液和津液的运行输布，而精藏于五脏之中而为五脏之精，五脏之精所化之气为五脏之气，五脏之气推动和调控五脏的功能。因此，心神通过驾驭协调各脏腑之气以达到调控各脏腑功能之目的。

（2）肺藏魄

"魄"是与生俱来的、本能性的、较低级的神经精神活动，如新生儿啼哭、吮吸，非条件反射动作和四肢运动，以及耳听、目视、冷热痛痒等感觉。魄的活动以精气为物质基础。《灵枢·本神》说："并精而出入者谓之魄……肺藏气，气舍魄。"魄司痛痒等感觉，感觉由皮肤接收，是因肺主皮毛；魄司啼哭，声音由肺所发生；魄主本能反应与动作，运动由宗气所推动。均表明肺与魄在功能上密切相关。

（3）脾藏意

"意"是精神活动的一种表现形式，主要是指意识、回忆或未成定见的思维，脾藏意体现了脾主运化水谷，化生营气，以营养意的生理，即"脾藏营，营舍意"。意为脾所主，因此脾气盛衰直接影响意的活动正常与否，脾虚易引起健忘、注意力不集中、思维不敏捷及智力下降。

（4）肝藏魂

"魂"是指一些非本能性的心理活动，如《白虎通》中把感情、情志活动归为魂的功能，张景岳把梦幻、想象等视作魂之用。魂乃神之变，是神所派生的，故《灵枢·本神》说"随神往来者，谓之魂"。《类经》注云："魂之为言，如梦寐恍惚，变幻游行之境，皆是也。"魂与神一样，皆以血为主要物质基础，心主血，故藏神；肝藏血，故藏魂。《灵枢·本神》又说："肝藏血，血舍魂。"肝的藏血功能正常，则魂有所舍。若肝血不足，心血亏损，则魂不守舍，则可见惊骇多梦、卧寐不安、梦游、梦呓等。

（5）肾藏志

"志"是指意志和经验的存记，即"意之所存谓之志"。《灵枢·本神》杨上善注："志，亦神之用也，所忆之意，有所专存，谓之志也。"《太素》指出志是记忆的保持，也是心理活动的指向和集中，如唐容川说"志者，专意而不移也"。志以精为产生基础，由肾所主，即"肾藏精，精舍志"。故老年人肾气衰就会出现健忘，病理上的健忘亦多与肾气不足有关。

体质、个性、五神，它们之间相互影响，相互叠加，对疾病产生影响，是疾病产生的物质基础。先天发育不同产生不同体质，体质弱的人易生病。相同的体质，不同的五神偏颇，不同的个性，产生对事物的不同认知，产生不同的心理紊乱状态，心理紊乱状态是基本病机下的衍化病机，日久导致体内气机紊乱，影响气血、津液、脏腑功能，产生病理产物，并累积为病。

齐向华教授认为疾病产生是由功能变化到结构变化再到信息变化的过程。功能变化积累日久产生了人体结构（如经络、脏腑结构等）的变化，结构的改变导致人体免疫系统、血液系统、消化系统等的变化，这些形成了西医疾病产生的基础，导致五脏六腑经络等能量的变化和转移。心理状态改变，导致气机改变，引起人体功能和能量改变，从而产生结构变化，形成疾病。

通过对疾病的病因、病机及西医疾病辨识等各个环节进行剖析，齐向华教授认为疾病并非局限于器官、组织、分子层面的改变，而是由多种因素引起机体在功能、结构、精神情志等层面随时间推移而产生变化的动态演变过程，并提出"疾病过程论"新理论。在此过程中，疾病的萌芽、发展、传变及转归各个阶段密切相关。准确把握疾病的演变规律，用"过程论"的观点分析疾病全局，即掌握了疾病变化的关键环节，从而及时采取干预措施，预防和阻断疾病的发展，有助于实现疾病预防、诊治、预后一体化。

（二）病机

病机是指疾病发生、发展、变化和转归的本质特点及基本规律，是导致疾病发生的根本原因，反映疾病的本质属性，是疾病发生发展变化过程中的关键环节。病机辨证过程则是通过临床辨识，求得维持疾病演变发展的主要机制，此时病机取代致病因素成为疾病的主要矛盾。目前医者多是针对由病因所造成的机体损害实施治疗措施，虽然通过四诊能够分析出病因，但病因的损害过程已经结束，无法进行直接干预，如房事劳倦、劳力过度等。由于疾病的发展已经超出病因所及之范围，只是病机在体内发挥作用，如感受热邪后，热盛津泄，最终导致阳气外脱，阳脱成为主要矛盾。因此，病机成为当前疾病的主要矛盾，也是治疗的重点。

1. 基本病机

齐向华教授通过对疾病发生发展过程进行全面洞察，认为在特定的时刻和时间区间内，由各种原因导致人体产生了异于正常中国文化背景下的心理、情绪、认知等的心理信息内容，即5种中医心理紊乱状态。《灵枢·九针论》说："心藏神，肺藏魄，肝藏魂，脾藏意，肾藏精志也。"指出了心理与五脏的关系，还提出异常的心理活动可以导致人体气机功能紊乱，从而产生一些心身疾病，并且认为其基本病机在于气机失常，如《素问·举痛论》言"余知百病生于气也。怒则气上，喜则气缓，悲则气消，恐则气下……惊则气乱……思则气结"。气是人体活力极强、运行不息而无形可见的精微物质，是构成人体和维持生命活动的基本物质。无论何种心理紊乱均可直接导致人体气机不畅、升降出入失常，异常之气窜扰经络而出现气逆、气滞、气郁、气闭、气散、气脱等气机变化，这便是疾病产生的基本病机。

2. 衍化病机

由于气机失调这一基本病机进一步发展为气逆、气滞、气郁、气闭、气散、气脱，不同的气机失调状态逐步衍化，影响各脏腑、经络气机，导致脏腑气机逆乱，产生肝气郁、肺气郁、脾胃气滞、心气闭、肺气虚、肾气虚等不同的衍化病机状态，继而产生郁而化火、气滞血瘀、痰热中阻等衍化病机，并产生血瘀、水停、郁热等病理变化，最终形成疾病。

疾病一旦发生演变，病机也会相应出现衍化，派生出多种疾病，这种现象多由"邪伏"不发、移时而发导致，如外感六淫邪气侵袭，素体虚弱，邪气内伏而不发，待到季节变换交替时，病机即出现衍化，派生其他疾病，正如《素问·阴阳应象大论》所云："冬伤于寒，春必温病；春伤于风，夏生飧泄；夏伤于暑，秋必痎疟；秋伤于湿，冬生咳嗽。"此外，在病机衍化环节中，往往涉及"故邪"与"因加而发"2个因素，"故邪"如痰湿停滞、恶血瘀积等，伏于体内，再加以新感或饮食、情志失节，形成"因加而发"的过程。如《灵枢·刺节真邪》云："有所结，气归之，卫气留之，不得反，津液久留，合而为肠瘤，久者数岁乃成。"因此，防治衍化病机是一个重要环节，由此产生了"见肝之病，知肝传脾，当先实脾"等预防治疗策略。

比如某患者平素性格内向不善言谈，近半年换工作到新的环境后需要重新适应，出现诸多不适，一直处于郁闷不舒状态，日久逐渐出现右胁肋胀痛，后又陆续出现口苦、便秘、失眠等情况，一直未系统诊治，最后因彻夜难眠无法正常工作生活前来就诊。分析得出长期郁闷不舒导致气郁这一基本病机，然后经过长时间积累后衍化病机为气郁化火，肝火上炎，上扰清窍后出现失眠等一系列症状。

（三）疾病产生

齐向华教授认为人体功能变化逐渐积累导致机体结构变化，结构一旦变化就会出现各器官功能的变化及身体各部位信息的变化，从而产生疾病。

1. 功能变化

现代医学特别是运动医学、康复医学等的研究发现了越来越多的人体功能改变的科学事实，有学者以它们为依据提出"调节功能环节反应能力学说"。该学说以一系列对功能进行定量描述的科学概念来刻画相对独立于结构改变的人体功能变化的机制和规律，同时为医学带来了"医学功能方法"。新学说、新方法为人体功能病理学的建立奠定了一定的概念和方法学基础，也给中医基础理论的现代化研究提供了新的理论工具。这个学说以大量的医学科学事实为依据，抽象出并定义了"调节性功能链""调节功能环节""调节功能环节基态""调节功能环节激态""调节功能环节代偿态""调节功能环节失代偿态""调节功能环节反应能力"（RARFL）等一系列具有确定性和可操作性的概念，描述了RARFL运动变化的若干可检验的规律。

第一，躯体功能与内脏功能密切相关，相互制约，相互为用，共同发展。躯体功能失用，将造成二者功能不平衡，进而引发疾病。现有知识已能表明原发性高血压、糖尿病是这条规律的典型例子。

第二，调节性功能链是一个紧密联系的整体，其依次耦合的功能环节之间相互关联，相互影响。上位RARFL循序渐进地提高，会逐渐提高下位RARFL，反之亦然。而下位RARFL的提高会使上位RARFL降低；下位RARFL的降低，会使上位RARFL提高。胰岛素受体减少，形成胰岛素抵抗时的高胰岛素血症就是一个例子。

第三，无论是在人体内部因素的作用下，如人的情志活动引起的上位调节功能环节的功能上调，还是在人体外部因素的作用下，如高脂饮食、气温骤降，人体某个或某些调节功能环节便要上升到激态来抗御内外环境的改变，维护机体稳态。

第四，交感功能链与副交感功能链间稳定能力和平衡水平取决于两个功能链上 RARFL 的大小强弱。植物性功能失调的根本原因在于调节性功能链——调节性功能环节的反应能力不足。

第五，成对的调节性功能链自上而下全面的功能反应能力的提高，是大时间尺度（数以月或年计）的，最深层次波及基因调控、基因表达的深刻的个体生命活动的演化。除功能上得到强化外，代谢得到高效化，结构变的优化。个体的这种演化是机体"自主运动"所推动、造成的。

第六，体力活动是动物性生命的存在方式，其间发生的耗能与储能是推动动物生命活动的主要杠杆，而耗能与储能强度又取决于人体功能水平。因此，体力活动是认识作为动物的人体正常或异常生命活动不可或缺的大背景，更是人体功能学不能被撇开的重要因素。持之以恒的体力活动同时提高了交感神经和副交感神经的兴奋性、两个功能链从上至下所有环节的反应能力、两个功能链间稳定能力和平衡水平。反之，长期体力活动不足，即削弱其反应能力、稳定能力与平衡水平，形成疾病发生的内在原因。

2. 结构变化

人体器官结构的改变，可以应用筋膜学理论解释和证实。筋膜学理论是一个基于人体解剖建立的综合理论，涵盖医学、生物学和生命学知识。作为一个知识体系的基础，筋膜学更具备哲学意义。由筋膜学理论发展而产生的筋膜医学、两系统论生物学、功能解剖学构成了筋膜学知识体系。筋膜是由体内结缔组织所形成的解剖学结构。从解剖学来看：提出人体结构的两系统理论〔人体是由遍布全身的结缔组织（筋膜）所构成的支架（支持与储备系统）和已分化的各种功能细胞所构成的功能系统两部分组成〕。从组织学来看：提出新的筋膜分类方法，根据组织分化程度将已分化筋膜归入功能系统，未分化筋膜、脂肪组织和疏松结缔组织归入支持与储备系统。从细胞学来看：①人体各种功能细胞均来源于筋膜中的干细胞分化；②人体所有的已分化功能细胞都是短命的，它们的功能和结构有赖于不断地更新和再生完成；③提出储备细胞的概念，干细胞、成纤维细胞、脂肪细胞，三者是可以相互转化的细胞形式，均归属于储备细胞。筋膜学理论认为中枢神经系统有着强大的自我更新和修复能力，其源头为充足的干细胞，其助力为有密集强大巨噬细胞的器官；通过干预筋膜可以达到干预功能细胞的目的，从而治疗各种疾病；通过对筋膜的检查评估可以提前发现人体潜在的疾病，为治未病提供理论依据。

齐向华教授通过筋膜学研究明确了中医为现代生物学提供了依据和理论基础，架起了中西医交流与融合的桥梁。他认为筋膜学从时间轴线研究生物学问题与中医以健康长寿为终极目的的理念相符。人体结构的两系统理念认识符合中医阴阳对人体认识的原则。经络是分布于全身的非特异性筋膜支架，为中医经络的解剖学基础。任脉是内脏的筋膜，督脉是躯体、四肢运动系统的筋膜，皮部是皮肤和皮下的筋膜。三者构成筋膜的全部，可以延伸出 14 条主要经络。筋膜学从时间轴线研究生物学问题，提出三维医学模式。

3. 信息变化

各种病理因素作用于机体，加之素体正气不足，体质偏弱，平素情怀郁结，疾病由开始的功能层面损伤逐渐发展，形成结局性改变，最终导致现代医学视角下的各种急、慢性疾病，即器质性病变，这时人体信息产生变化，如人体免疫系统、血液系统、消化系统等出现代谢性改变。以慢性乙肝为例，乙型肝炎具有发病缓慢、隐袭、易复发、易迁延的特点，开始时，机体体质偏弱，禀赋不足，情怀郁结，感受温热毒邪，隐伏血分，加之脾肾双亏、正气不足，湿热瘀毒蕴滞，残存未尽致脏腑功能失调，虚实夹杂；热毒遏制阳气，邪易深入营血、脏腑、经络，导致肝脏脉络、结构损伤，形成乙型肝炎。毒久入络，聚久则易凝、易亢、易变、易抑，充分表现出了久病多虚、久病多瘀、久病入络、久病入奇的特点。

（四）"百病皆由心生"疾病观

随着社会的不断发展，竞争日趋激烈，工作生活节奏加快，人们的压力越来越大，精神愈加紧张，以往常见的劳力过度、受寒涉冷和营养不良等已不再是人类的主要致病原因，取而代之的是心理情绪因素的增加，由此而产生了诸多身心疾病。2005 年，美国心理学家霍曼对近 20 年发表的研究成果进行总结后得出结论——超过八成的疾病都与心理压力有关。目前的诸多疾病致病因素已发生明显改变，以往的辨证容易忽视疾病发病源头。齐向华教授根据多年临床经验提出心理紊乱是疾病的发病源头，诊疗疾病应从发现疾病源头开始，即辨患者心理紊乱状态，而这恰是目前的诊疗模式所缺乏和忽视的问题。针对疾病病因的变化，中医诊断学的辨证方法如气血、阴阳、八纲、脏腑、经络辨证多为形体方面的辨证，关于"神"的症状失调辨证偏少，不能贴切辨证，无法真正达到"形神一体化"，目前的生物－心理－社会医学模式，缺乏心理层面的辨证方法与体系。

心理紊乱状态为发病重要因素，由心理紊乱状态导致气机逆乱，产生各种病理产物，人体功能发生变化，日积月累再由功能产生结构、能量的变化，引起疾病的发生发展。

因此，齐向华教授认为心理紊乱是现代疾病发病的重要源头，即前端问题，寻找并解决致病根源，去除致病因素，可迅速阻断疾病的发生和进展，达到立竿见影的治疗效果。传统辨证往往以中段病机发展产生的证候为治疗重点，忽视了疾病发生的前端，从而影响辨治。例如，某患者个性谨慎、内向，因事生气后出现心理紊乱，导致气机郁滞，进而气郁化火，肝郁乘脾而致脾虚生痰等证候，此时仅采用健脾化痰、清热泻火并不能获得良效，因为脾虚痰湿属于疾病发展过程的中段证候表现而非病因，心理紊乱导致的肝郁气滞才是始动因素，因此治疗应加用疏肝理气开郁法直接解除致病根本原因，即前端矛盾点，则可阻断疾病继续发展，比单纯采用化痰开窍、清热泻火更能获效，这是以往辨证体系所忽视的问题。因此，致病需审证求因，解除根本问题而非只关注中段，如此才能获得良效。

1. 思虑过度状态的病机及衍化病机举例

（1）思虑过度状态的基本病机

思虑过度状态的基本病机是"思则气结"。正如前文所述，如果正常思考问题，机体则能调节人体产生的思维情志活动，并能取得心理平衡。但思考的程度、力度一旦超出了机体的耐受能力则为思虑过度，那么"思"就成为致病因素，就会影响机体正常的生理活动，其中最主要的是影响气的正常运行，导致气结，使内脏气机升降失调，气血功能紊乱，所以《素问·举痛论》言"思则心有所存，神有所归，正气留而不行，故气结矣"。

《医门补要》亦云："思则气并于脾。"即说脾位于中焦，是气机升降的枢纽，如果思虑过多，气机郁结则会损伤脾脏，而且按照中医五行理论，心为脾之母，若思虑过度，则会耗伤心血，母病及子，脾脏更为虚弱。故其病位主要在心、脾。

脾主思，藏意。从脏腑生理功能来说，思虑过度最明显的是影响脾的运化功能。机体的消化运动，主要依赖于脾胃的生理功能，机体生命活动的持续和气血津液的生化都有赖于脾胃运化的水谷精微，因此称脾胃为"气血生化之源""后天之本"，故《素问·灵兰秘典论》说"脾胃者，仓廪之官，五味出焉"。脾的运化功能，以升清为主。

"心为脾之母""心之官则思""思虑而心虚，故邪气从之"，思志的产生与心的功能也密切相关，如《杂病源流犀烛》说"思者，脾与心病也"；皇甫谧言"思发于脾而成于心，过节则二脏俱伤"；《续名医类案》中说"思虑太过，损其心血，心血虚则无以养其神而心神飞越"，同时指出其根本还是在于脾"思虑损其心血，即是伤其脾阴也"。所谓脾阴是指脾的气阴，思虑过度，脾阴失调，即脾气阴两虚，脾气虚、脾失健运可见腹胀、便溏、纳食不化等；脾为胃行其津液，脾阴津亏乏，津液无以上承，则可见虚热征象，如口舌干燥、舌红少苔等症；脾阴不足，则胃阴亦虚，运化迟钝，胃失脾助，和降失职，其气上逆，又可见纳呆食少或干呕呃逆之症。

我们在制订失眠症思虑过度状态评定量表的过程中发现，思虑过度状态下气结于躯体不同的部位会产生不同的症候群。"思则气结，结于心而伤于脾"，气结会出现心理行为改变，表现为心情抑郁，表情淡漠，对生活、工作缺乏积极性。若因思虑过度状态气结于喉中，则表现为咽喉部的不适，自觉咽中有异物梗塞，无咽痛和吞咽困难，与情绪波动有关，多见于女性患者；若气结于头面部，则表现为头面部不适、耳鸣，甚至脑鸣、头痛等；若气结于胃肠中焦，脾气不能升清，则水谷不能运化，表现为腹痛、泄泻等，如《素问·阴阳应象大论》所述"清气在下，则生飧泄"；若气结于颈肩四肢，则表现为颈肩四肢的疼痛、麻木等不适。不同病症要根据具体情况采取相应的治疗措施，但关键是疏达气机，气机畅通，脾的功能得以恢复，则症状自除。

（2）思虑过度状态的病机衍化

思虑过度状态产生的病理基础是"思则气结"，思虑过度最易伤心、脾，也涉及肝、肺、肾及气血阴阳的病理改变而导致多种疾病产生。正如《景岳全书》所说："思则气结，结于心而伤于脾也。及其既甚，则上连肺胃而为咳喘，为失血，为膈噎，为呕吐；下连肝肾则为带浊，为崩淋，为不月，为劳损。"其基本病机衍化具体概括为心血暗耗、化热动风、气滞血瘀、水停痰结、阴津受损、积久成劳6个方面，以下分述之。

①心血暗耗。心之官则思，思虽为脾志而本乎心，亦与心主神明有关。心者，脾之母也，故有"思动于心则脾应"之说。心主神明，神又有广义和狭义之分，广义的神，是指整个人体生命活动的外在表现，《素问·移精变气论》所说的"得神者昌，失神者亡"，就是指广义的神；狭义的神，即心所主之神志，是指人的精神、思维、意识活动。由于人的精神、意识和思维活动不仅仅是人体生理功能的重要组成部分，而且在一定条件下，也能影响人体各方面生理功能的协调平衡，所以《灵枢·邪客》说"心者，五脏六腑之大主也，精神之所舍也"。中医学脏象学说中将人的精神、意识、思维活动归属于五脏，而且主要归属于心的生理功能，如《灵枢·本神》说"所以任物者谓之心"。古人将心称作"五脏六腑之大主"，与心主神明的功能是分不开的。张介宾在《类经》中指出："可见心为五脏六腑之大主，而总统魂魄，兼赅意志。故忧动于心则肺应，思动于心则脾应，怒动于心则肝应，恐动于心则肾应，此所以五志惟心所使也。"又说："是情志之伤，虽五脏各有所属，然求其所由，则无不从心而发。"因此，心主神明的生理功能异常，即可出现精神、意识、思维的异常。有关心与思之间的关系，《中藏经·劳伤论第十九》言"思虑过度则伤心"；《素问·本病论》曰"忧愁思虑即伤心"；《寿世保元》曰"思虑过度，心血耗费"；《古今医统大全》曰"心为栖神之所，凡思虑过多，则心血亏耗，而神游于外"。心与情志之思存在关系，皆因人之神明，原在心与脑两处，如金正希曰"人见一物必留一影于脑中，小儿善忘者，脑髓未满也，老人健忘者，脑髓渐空也"，又如汪讱庵释之曰"凡人追忆往事，恒闭目上瞪，凝神于脑，是影留于脑之明征"。由此观之，脑主追忆往

事。其人或有思慕不遂而劳神想象，或因从前做事差误而痛自懊悔，则可伤脑中之神。若因研究理解工夫太过，或有将来难处之事，而思患预防，踌躇太过，苦心思索，则多伤心中之神。当思虑过度，"思"成为致病因素时，则会耗伤心血，扰乱神明，脾气衰惫，而意不强，可出现心神失养的心悸、失眠、健忘、神志不宁，甚至谵妄等，诚如《严氏济生方》说"思虑过制，耗伤心血"，张景岳也认为"若思虑劳倦伤心脾，以致气虚精陷，而为怔忡、惊悸、不寐"。

②化热动风。由于内风的产生与内脏阴阳失调有关，特别与肝的关系尤为密切，所以将"内风"归于肝，《素问·至真要大论》谓"诸风掉眩，皆属于肝"。肝为风木之脏，主要生理功能是疏泄和藏血，肝在体合筋，其华在爪。肝的疏泄功能反映了其主升、主动而为刚脏的生理特点，是调畅全身气机，推动血和津液运行的重要环节。所以肝的疏泄功能正常，才能对气之升降出入的平衡协调发挥调节作用。

思虑过度状态与肝的疏泄功能密切相关。正常的思虑不会影响气血的正常运行，思虑过度，气机结滞，就会干扰正常的气血运行。"百病生于气"即是针对包括思虑过度在内的情志所伤影响气机调畅而言的。《素问·灵兰秘典论》说："肝者，将军之官，谋虑出焉。"如果思虑过度，气机结滞，肝的疏泄功能异常，则会影响肝主谋略功能的发挥，日久耗伤阴血，无以制火，体内虚火妄动而表现为中风的证候；同时气与血密切相关，气结不畅必然导致血运失常，不仅会引起血虚或出血，而且也能引起机体许多部位血液濡养不足。虚火动越于上，则产生眩晕，日久导致肝肾阴虚，阳亢风动，则产生中风。

③气滞血瘀。"人之所有者，血与气耳"，气血是脏腑、经络等一切组织器官进行生理活动的物质基础。气血运行异常，必然会影响机体的各种生理功能，从而导致疾病发生，所以《素问·调经论》说"血气不和，百病乃变化而生"。《世医得效方》中也有记载："人之有生，血气顺则周流一身，脉息和而诸疾不作，气血逆则运动滞涩，脉息乱而百病生。"气和血又是脏腑功能活动的产物，脏腑发生病变也会影响全身的气血运行，从而引起气或血的病理变化。

气属阳，血属阴。"气主煦之，血主濡之"简要地概括了气与血在功能上的差别，但气与血之间又存在着密切关系，二者犹如阴阳相随，相互依存，相互为用。气之于血，具有推动、温煦、化生、统摄的作用；血之于气，则具有濡养和运载等作用。故气的虚衰和升降出入异常必然影响及血，气滞，则血必因之而瘀阻；同样，在血虚和运行失常时，也必然影响及气，血瘀，气亦随之郁滞。气滞和血瘀常同时存在，是临床上常见的功能失调。

机体的气机贵在调畅，气机调畅，气血和匀，机体才能进行正常的生理活动。如果思虑过度，气血失和，气凝血滞，则会导致相应的疾病，正如《严氏济生方》所说："夫瘿瘤者，多由喜怒不节，忧思过度，而成斯疾焉。大抵人之气血，循环一身，常欲无滞留之患，调摄失宜，气凝血滞。"心主血脉而行血，故多思则暗耗心营，导致心的生理功能失调而发生气滞血瘀，在临床上多见胀满、疼痛、瘀斑及积聚癥瘕、瘿瘤等病症，正如《医述》引罗赤诚论说"凡血瘀之证……或因忧思过度，而致营血郁滞不行"。

④水停痰结。津液是机体一切正常水液的总称，包括各脏腑组织器官的内在体液及其正常分泌物，同气和血一样，是构成人体和维持人体生命活动的基本物质。津液的生成、输布、排泄，涉及多个脏腑的一系列生理功能，如《素问·经脉别论》说："饮入于胃，游溢精气，上输于脾，脾气散精，上归于肺，通调水道，下输膀胱，水精四布，五经并行。"这是对津液的生成、输布、排泄过程的简明概括。从脏腑的生理功能来说，津液的生成，离不开脾胃的运化；津液的输布和排泄，离不开脾的散精、肺的宣发和肃降、肝的疏泄、肾和膀胱的蒸腾气化及三焦的通调。这些脏腑生理功能相互配合，构成了津液代谢的调节机制，维持着津液的生成、输布和排泄之间的协调平衡，此过程离不开气的升降出入运动和气化功能。《血证论》中说，正常情况下"脾主消磨水谷，化生津液，津液腾溢，水阴四布，口中清和，湛然如露，是以终日不饮，而口不渴；亦终日闭口，而唾不生"。

"痰"是体内水液停聚凝结而形成的一种质稠而黏的病理产物，各种致病因素影响肺、脾、肾等脏的气化功能，以致水液未能正常输布而停聚凝结成痰，由痰浊停聚所导致的证候，是为痰证。"脾为生痰之源，肺为贮痰之器"，说明痰的生成与脾的运化功能失常，水湿不化而凝聚密切相关。

如果思虑过度，影响脾运化水湿和散精的功能，则津液环流迟缓，气化不利，而生湿酿痰，形成痰气交阻，故《严氏济生方》说"惊忧思虑，气结成痰"。《续名医类案》记载一病案，"柴屿青治潼川守母，八十三。在沈阳礼部时，闻伊母在京病甚，忽身热吐痰，妄言昏愦"，医者解释此为思虑伤脾，更兼郁结，痰涎壅盛，脾不能运也。张锡纯分析一少年癫狂患者的病机："盖此证，由于忧思过度，心气结而不散，痰涎亦即随之凝结。又加以思虑过则心血耗，而暗生内热。痰经热炼，而胶黏益甚，热为痰锢，而消解无从。于是痰火充溢，将心与脑相通之窍络，尽皆瘀塞，是以其神明淆乱也。"如果影响到肺的功能，则肺气失宣，通调失司，津液失于布散则聚为痰，致络气不和，故痰证以咳嗽痰多、胸闷等为基本表现。临床还常见痰浊停于心下致烦躁不眠等症。

⑤阴津受损。思虑过度耗伤脏腑真阴，虚火内生，而成内热。虚火内生，是指由于阳盛有余，或阴虚阳亢，或气血郁滞，或病邪郁结，而产生的火热内扰、功能相对亢奋的病理状态。火热之邪最易迫津外泄，消灼阴液，使人体阴津耗伤，各脏腑产生相应的病理变化，如《素问·痿论》中记载："思想无穷，所愿不得，意淫于外，入房太甚，宗筋弛纵，发为筋痿，及为白淫。"痿证病变部位在筋脉肌肉，以热证、虚证为多，根源在五脏虚损。思则气郁，郁久化火，肺热叶焦，精津失其宣布，久则五脏失濡而致痿。又如《灵素节注类编》中记载："凡劳思过虑，无不动火而致胆热，即口苦矣。"思虑过度，动火伤阴，胆汁分泌异常，胆汁不循常道，导致口苦症状。

如果思虑过度，脏气虚衰，津液亏少，不能充养、濡润脏器、组织、官窍，则见口、鼻、唇、舌、咽喉、皮肤、大便等干燥；若损伤日久，则常有皮肤枯瘪、眼球深陷的临床特征。辨津液证候，是根据患者的症状、体征等，对照津液的生理、病理特点，通过分析，辨别疾病当前病理本质中是否有津液亏虚或运化障碍的证候存在。

⑥积久成劳。虚劳又称虚损，是以脏腑亏损、气血阴阳虚衰，久虚不复成劳为主要病机，以五脏虚证为主要临床表现的多种慢性虚弱证候的总称。《素

问·通评虚实论》所说的"精气夺则虚"可视为虚证的提纲。虚劳涉及的内容很广，凡属多种慢性虚弱性疾病，发展到严重阶段，以脏腑气血阴阳亏损为主要表现的病症，均属于本病证范围。导致虚劳的原因甚多，《理虚元鉴》说"有先天之因，有后天之因，有痘疹及病后之因，有外感之因，有境遇之因，有医药之因"，对引起虚劳的原因做了比较全面的归纳，表明多种病因作用于人体，引起脏腑气血阴阳的亏虚，日久不复，均可成为虚劳。其中"境遇之因"就包括了多种情况下导致的情志之因，如果遇事忧郁思虑，积思不解，所欲未遂等劳伤心神，易使心失所养，脾失健运，心脾损伤，气血亏虚成劳，气虚者，日久阳亦渐衰，如《伤寒论纲目》中说"或思维太过，则成劳复"，《寿世青编》亦指出"七情之病不可医，诚以情想内结，自无而有，思虑过当，多致劳损"。

总之，思虑过度状态的发生及病机衍化，是由"思则气结"而使脏腑气血阴阳失去协调所致，阴阳失调产生气、火、风、痰、瘀、虚各种病理变化与产物，这些病理变化或单独或相互交织在一起，又反过来影响了人体的气血津液运行，从而导致病机复杂多变。

2. 郁闷不舒状态的病机及衍化病机举例

郁闷不舒状态产生的病理基础是"肝气郁结"，郁闷不舒最易伤肝，也涉及心、脾、肾及气血阴阳的病理改变而导致多种疾病的产生。如《临证指南医案》曰："故六气著人，皆能郁而致病。如伤寒之邪，郁于卫，郁于营，或在经在腑在脏。如暑湿之蕴结在三焦，瘟疫之邪客于募原……总之，邪不解散，即谓之郁，此外感六气而成者也……今所辑者，七情之郁居多。如思伤脾、怒伤肝之类是也，其原总由乎心，因情志不遂，则郁而成病矣。"情志之中的思虑、恼怒和忧愁等皆可导致机体气机不畅，害扰神明而产生郁闷不舒状态，其病机复杂，基本病机演化具体概括为肝气郁结，横逆乘土，出现肝脾失和之证；肝郁化火，火邪伤阴，可出现阴虚燥热证；亦可发生虚实夹杂证，且虚实之间可相互转化，以下分述之。

（1）基本病机

肝郁气滞是其基本病机。肝喜条达，主疏泄，调畅全身气机，使脏腑经络之气畅通。若长期情志不畅，郁闷不舒，则肝失疏泄，气机紊乱，即引起情志活动的异常。《医旨绪余·论五郁》言："夫《内经》曰木郁达之，木郁者，肝郁也。达者，条达、通达之谓也。木性上升，佛逆不随，则郁。"《医碥》曰："木郁者，肝气不舒也。"可见肝脏对情志活动起着重要的调节作用。心藏神，为五脏六腑之大主，张景岳指出"情志之郁，则总由乎心"，《类经·疾病类·情志九气》言"情志之伤，虽五脏各有所属，然求其所由，则无不从心而发"，情志病多由心而发，累及肝胆。肝藏血，心主血，若心主血功能失常，则肝失所藏，肝体失养而成郁。此即"血少，不能养肝"而成郁之谓。人体功能的正常维持离不开气机的循环运动。气有重要作用，如防御、调节、固摄等。肝主疏泄，调畅情志，肝郁则气机停滞，周行不畅。"气为血之帅"，肝郁则可伴有血停，久之则可成瘀血而致疼痛，肝主疏泄，调畅气机，有助于水液和血液的运行。若肝气郁滞进一步发展，可导致水液和血液运行障碍，日久则生痰致瘀。痰气搏结于咽喉，可有咽部异物感；搏结于颈部，则为瘿瘤、瘰疬；气血瘀阻，结于胁下，日久形成肿块。如《孤鹤医案·女科》曰："经阻腹痛，由肝气郁结，血不流行也。"气机停滞，妨碍水液代谢，酿湿生痰，痰气互结而变生他病，如《医灯续焰·噎膈》曰："噎者必膈，膈者必噎也。即翻胃之先驱，积郁沉忧，气结不散，久久成此。"《张聿青医案·积聚》曰："情志抑郁，木不条达。致气湿瘀滞，酒积不行，名曰积聚。"可见肝郁气滞多伴有血的异常或气与痰相互搏结而为害，可为痰涎、瘰疬、腹胀、噎膈、积聚等。

（2）衍化病机

①肝气横逆。肝郁气滞，气机舒畅不利，上不得宣，下不得泄，则造成肝气横逆。如《保命歌括·胀满》曰："气胀者，因七情郁结，气道壅隔，上不得降，下不得升，身体大而四肢瘦削，是为气肿胀病。"气逆于上则可出现上部及上、中二焦症状，如头痛、胸闷、眩晕、不寐等。《张聿青医案·气郁》曰："情怀郁结，胸中之阳气，郁痹不舒，胸次窒塞不开，不纳不饥，耳胀头巅烙热，大便不行……情怀郁结，肝木失疏，以致肝阳冲侮胃土，中脘有形，不时呕吐，眩晕不寐。"肝气可横逆任何部位，气横克于中焦则有腹痛、胃胀、

呕吐、呕血；气逆于下则有便秘、泄泻、闭经等。《素问·阴阳应象大论》云："谷气通于脾，雨气通于肾，六经为川。肠胃为海，九窍为水注之气。"《脾胃论·脾胃盛衰论》中说："百病皆由脾胃衰而生也。"皆表明了脾胃的重要性。中医学认为，脾胃能够运化水谷，化生精微，为后天之本，气血生化之源，为五脏活动提供物质来源。脾胃居于中焦，开降相因，通连上下，为诸脏腑气机升降之枢纽，而脏腑气机的升降出入协调和谐是脏腑功能得以正常发挥及产生情志活动的先决条件。因此，中焦气机紊乱是情志致病的主要机制或恶化的主要因素。逆于上部多因暴怒伤肝，或气郁日久化火，导致肝气亢逆，升发太过，临床表现为急躁易怒，头痛，不寐，目胀，肩痛，面红目赤，胸胁乳房走窜胀痛，或血随气逆而吐血、咯血，甚则突然昏厥。

②肝郁化火。气郁日久化火，火灼脉络则可出现血证。《张聿青医案·吐血》曰："吐血……良由平素郁结，郁则伤肝，木为火母，阳明胃府居肝之上，为多气多血之乡，肝郁而气火上浮，则阳明独当其冲，胃络损破，血即外溢。"肝郁化火，火性炎上，蒸灼津液成痰，遇有外风则易风痰上扰头窍，发为中风。《素问·调经论》说："血之与气并走于上，则为大厥，厥则暴死，气复反则生，不反则死。"《张聿青医案·痰火》指出："肝郁之极，气结不行，由胠胁而蔓及虚里，气郁则痰滞，滞则机窍不宣，是神机不运，在乎痰之多寡，痰踞机窍之要地，是以阻神明、乱魂魄。""气有余便是火"，郁久则必化火，火于上焦可为衄血、咳血；于中焦可为胃痛、呕血；于下焦可为便秘、血淋。肝气郁结，气郁化火，经气不利，肝失柔顺，则胸胁灼痛，急躁易怒，烦热口苦；肝火上扰，气血上逆则头胀头晕，面红目赤；肝气怫郁，肝火时动，上逆犯肺，肺失清肃，气机上逆，故咳嗽阵作；火热灼津，炼液成痰，则痰黄黏稠；火热迫血妄行，火灼肺络，络损血溢，则咳血。

③肝郁化火日久，耗血伤阴，则必生阴虚之证，阴损及阳则双虚。气虚则推动不足，脏腑、经络生理功能活动减退，血液、津液生成不足，运行迟缓、输布排泄障碍。如《灵素节注类编·内伤诸病》曰："愁忧则气郁结，久则经脉闭塞而不流行也。"《邹亦仲医案新编》曰："肝郁生火，真阴被其尽灼，气机凝结，营卫失其流通，所以重裘不温之故，真气不行于卫分也。"当肝气虚

弱，疏泄不及，升发无力，出现一系列因虚而郁滞的临床症状，如忧郁胆怯、懈怠乏力、头晕目眩、两胁虚闷、时常太息、脉弱等。《灵枢·本神》说："肝气虚则恐。"《素问·脏气法时论》说："虚则目䀮䀮无所见，耳无所闻。"肝血不足，头目失养，故头晕目眩，视力减退或夜盲；爪甲失养则干枯脆薄；筋脉失养则肢体麻木；肝血不足，神魂不安，故失眠多梦；肝血不足，不能充盈冲任之脉所以月经量少、色淡，甚则闭经；血虚不能上荣于面、唇、舌，则见面、唇、舌淡白。且中医学认为，肾主藏精，主骨髓汇聚于脑，而元神内守于脑，由肾之精髓转化，故而情志禀于脑而根于肾，肾为情志活动提供了重要的物质基础。肾为先天之本，内藏元阴元阳，肾中精气是机体生命活动之本。肾阴、肾阳为人体各脏腑之本，对机体各脏腑有重要的调节作用，五脏乃至全身阴阳均受控于肾。若肾阴不足，心火独亢，心肾失交，亦可见惊悸、失眠、多梦、健忘等症，正如《景岳全书·不寐》所云："思虑劳倦，惊恐忧疑，及别无所累而常多不寐者，总属真阴精血之不足，阴阳不交，而神有不安其室耳。"

郁闷不舒的主要病机是肝气郁结，横逆乘土，出现肝脾失和之证；肝郁化火、火邪伤阴，继而阴虚燥热，亦可导致虚实夹杂，在此基础上常常形成火、瘀、痰、虚等诸多病理变化，从而使体内气血阴阳失衡，神失所养，而这些病理变化又是郁闷不舒状态得以长期维持而导致疾病的关键所在。正如《临证指南医案》说："郁则气滞，气滞久则必化火热。热则津液耗而不流，升降之机失度。初伤气分，久延血分，延及郁劳沉疴。"古代医籍对郁闷不舒状态的病机论述多以肝气郁滞、情志郁闷作为始动病因，气郁上逆侮金则有咳嗽、头痛；横逆中焦则有胃痛、腹痛；气逆于下则有气淋等。继而气郁化火，夹痰夹瘀，可为眩晕，为头痛，为噎膈，为呕吐，为积聚，化火伤阴则有目赤、眩晕等阴虚火旺之证。郁闷不舒状态以实证居多，但可与虚证相互转化或兼夹出现。

总之，郁闷不舒状态的发生及其病机衍化是由肝气郁结使脏腑气血阴阳失调所致，阴阳失调产生气、火、风、痰、瘀、虚各种病理变化与产物，这些病理变化或单独或相互交织在一起，又反过来影响了人体的气血津液运行，从而导致病机复杂多变。

3. 烦躁焦虑状态的病机及衍化病机举例

烦躁焦虑状态是一种紊乱、异常的心理状态，是指患者在外界刺激作用下，内心负面情绪蓄积，心情烦躁不畅，情绪不稳，内心纷乱，对还未发生之事莫名惧怕、担忧，举止躁动不安、手足无措等焦急、不安的状态。临床表现包括情绪及躯体行为两方面，情绪表现主要为心烦郁闷、忧思难安而焦躁易怒，甚至产生易激惹、孤僻、厌世等情感反应；在负性情绪作用下，患者可表现出肢体躁扰、坐卧不安，甚至打人毁物等剧烈行为。烦躁和焦虑作为人体面对外界刺激时产生的正常情绪表现，是一种防御反应，可以在高压下对机体起到保护作用，从而维持机体各项功能的正常运转；但此情绪纠结于心，持续不解，过度的保护反应带来的变化就会超出生理耐受范围，进而使人体功能出现障碍，反而阻碍机体组织活动有序进行，由烦躁焦虑情绪下的生理状态转变为烦躁焦虑心理紊乱的病理状态，因个体体质及对疾病易趋性不同，外化为各种躯体化症状。

古代医籍通常将烦躁焦虑作为一种症状论述，但是随着医学理论的发展，身心疾病越来越受到医学界的重视。烦躁焦虑状态既可以作为病因，导致多种疾病的产生，又可以是多种病因引起的结果，进而形成恶性循环，最终成为诸多疾病发生、发展和维持的症结所在。烦躁焦虑状态病因复杂，感受外邪、情志内伤、汗吐下损伤、劳役过度等都与烦躁焦虑状态的存在具有相关性。

（1）基本病机

①感受外邪。手厥阴经或足少阴经感受外邪，病烦心、心痛。如《灵枢·经脉》曰："心主手厥阴心包络之脉……是主脉所生病者，烦心心痛，掌中热。""肾足少阴之脉……烦心心痛。"《素问·至真要大论》曰："少阴之胜，心下热……呕逆躁烦。""少阴之复，燠热内作，烦躁鼽嚏。""少阳司天，火淫所胜，则温气流行……烦心胸中热。"《素问·气交变大论》曰："岁水太过，寒气流行，邪害心火，民病身热，烦心躁悸。"《伤寒论》曰："太阳中风，脉浮紧，发热恶寒，身疼痛，不汗出而烦躁者，大青龙汤主之。"外感六淫，邪窜经络，入手厥阴、足少阴经则见烦心、心痛；少阴受邪，心下

热，烦躁懊忱；少阳受邪，则烦心，胸中热；太阳受邪，邪在表，郁而不出则烦躁。

②情志内伤。《素问·举痛论》载"惊则气乱""恐则气下""惊则心无所倚，神无所归，虑无所定，故气乱矣""恐则精却，却则上焦闭，闭则气还，还则下焦胀，故气不行矣"；《素问·本病论》认为"民病伏阳在内，烦热生中，心神惊骇，寒热间争"；《灵枢·本神》有"心怵惕"等等。这些论述中所出现的心慌、惊恐、终日不安等症状正是烦躁焦虑状态的特征性表现。烦生热，热扰神，神乱则见心烦、惊骇、怵惕，惶惶不可终日，气机升降乖戾则诸症横陈，心身合病。

③汗吐下损伤。汗吐下损伤机体阴液阳气，津液耗伤则伤阴，阳气虚浮而致烦躁，如《伤寒论》曰："发汗、吐下后，虚烦不得眠，若剧者，必反复颠倒，心中懊忱，栀子豉汤主之。"《证治要诀》载："汗下霍乱吐泻后，因渗泄而津液去多，五内枯燥者，皆能虚烦，以阴血不足以济阳，阳气偏胜，故虚热而烦。"

④劳役过度。李东垣曰："苟饮食失节，寒温不适则脾胃乃伤，喜怒忧恐，劳役过度而损耗元气。既脾胃虚衰，元气不足而心火独盛。""昼则发热，夜则安静，是阳气自旺于阳分也。昼则安然，夜则发热烦躁，是阳气下陷入阴中也，名曰热入血室。昼则发热烦躁，夜亦发热烦躁，是重阳无阴也。"这里指出劳役过度则元气耗损，心火独盛，阳气旺于昼潜于夜，则昼热夜安；若下陷于阴中，则夜热昼安。若重阳无阴，则昼夜发热烦躁。

（2）衍化病机

烦躁焦虑状态产生的病机复杂，可因热邪扰心，心神不安；瘀血化热，热扰心神；阴血亏虚，虚火扰神；阳气浮越，沉潜不利或心脾两虚，心神失养等所致。

①热邪扰心，心神不安。《素问玄机原病式》说："躁扰，躁动烦热，扰乱而不宁，火之体也。热甚于外，则肢体躁扰，热甚于内，则神志躁动，反复癫倒，懊忱烦心，不得眠也。"外感六淫邪气，传里化热，热炽津耗，腑气壅滞，上犯清灵，热浊熏心，心神失舍，或邪郁半表半里，少阳转枢失灵，心神内

动，胆气不舒，故烦躁不宁。

②瘀血化热，热扰心神。《医林改错》曰："身外凉，心内热，故名灯笼病，内有瘀血……昝闷，即小事不能开展，即是瘀血……平素和平，有病急躁，是血瘀。"内有瘀血，阻遏气机，日久化热，热扰心神，心神不宁，故烦躁不安。

③阴血亏虚，虚火扰神。《证治要诀》谓："汗下霍乱吐泻后，因渗泄而津液去多，五内枯燥者，皆能虚烦，以阴血不足以济阳，阳气偏胜，故虚热而烦。"《金匮要略·血痹虚劳病脉证并治第六》云："虚劳虚烦不得眠，酸枣仁汤主之。"久病伤阴，或七情内伤，或年老体衰，肾阴不足，水亏火浮，上扰心神，故烦躁。

④阳气浮越，沉潜不利。李东垣认为，胃气虚弱，加之劳役过度，出现烦躁，但见欲坐泥水者，其阳先亡，属真寒假热的"阴躁"证。徐灵胎曰："此阳气不摄而烦，所谓阴烦也。"说明烦躁并不全是因热而致。躁为阴，出乎肾，乃无根之火，实则非火。由于阴寒内盛，逼迫阳气，游溢于外，阳气浮越，则失于潜藏，心神被扰，故现烦躁。

⑤心脾两虚，心神失养。《金匮要略》曰："邪哭使魂魄不安者，血气少也。"反复思虑，心脾两虚，气血虚损，心气浮躁而心神不稳，故出现烦躁。

机体正常心理活动的产生以脏腑化生的精、气、血、津液为物质基础，并依靠五脏所蕴之神来调控运筹。经络作为机体通路负责运行气血津液并灌输布散至人体各处来濡养全身，心理、脏腑、经络三者紧密联系，正常状态下，三者协同发挥功能来维持人体气血和顺、脉络畅通，当人体处于心理紊乱状态时，三者协调统一的秩序被破坏，进而影响精气血津液的生成、代谢与输布。故烦躁焦虑日久，气机郁结，血脉不畅，病机继续衍化，犯于经络最终导致脉络痹阻、神明失用。具体分为：肝阳暴亢，风火上扰；痰热腑实，风痰扰窍；忧思气郁，瘀血阻滞。

⑥肝阳暴亢，风火上扰。情志过极，生热动风，引起气机逆乱、血液激涌犯脑而致中风，正如《素问玄机原病式》言："卒中者，由五志过极皆为热甚故也。"焦躁盛极则肝阳暴涨，心火怒盛，风火煽动，血随气逆，直冲上脑而

致昏仆发病。《医学衷中参西录》亦云："内中风之证……因怒生热……遂致肝中所寄之相火，掀然暴发，挟气血而上冲脑部，以致昏厥。"

⑦痰热腑实，风痰扰窍。烦躁焦虑，肝旺伐土，日久损伤脾胃，致运化失司，进而内生痰浊，痰浊郁久化火，痰热相互结合，壅塞于脉络。如《丹溪心法》言："湿土生痰，痰生热，热生风也。"或心境不舒，气郁于内，日久郁而化火，热盛动风，火炼津液为痰，风痰上犯清窍致病。

⑧忧思气郁，瘀血阻滞。《灵素节注类编》言："愁忧则气郁结，久则经脉闭塞而不流行也。"长期忧思烦怒纠结不解，肝失条达且疏泄失常，又因郁久伤气使气行乏力，无力推血前行，则血脉周流不畅，血结为瘀，瘀血滞留经脉，气血运行艰涩不畅，经络失于濡养，继而出现口眼歪斜、半身不遂等中风症状。

4.精神萎靡状态的病机及衍化病机举例

精神萎靡状态的基本病机在于气机失于振奋。其病理性质有虚有实，虚者在于气虚；实者为气机郁结，即由思虑过度引起的气结和郁闷不舒状态产生的气郁。而根据前文论述，肺主气的升降出入，肝主疏泄，调畅气机，脾胃为气血生化之源，肾主纳气，心主血，气血相生，五脏皆与气密切相关，所以气机郁结者又有肝、心、脾、肺、肾五脏之别。

（1）基本病机

①气虚。气虚指气虚衰不足，统指脏腑正气虚弱。或久病、重病、劳累过度，使元气耗伤太过形成元气亏虚证，导致神疲乏力；或后天失养，运化不足形成脾气虚，出现肢体倦怠、少气懒言；或年老体弱脏腑功能衰退，如《素问·阴阳应象大论》说"年四十，而阴气自半……年六十，阴痿气大衰"，肾气虚，出现耳鸣失聪；或大汗暴脱，心之液为汗，气随津伤形成心气虚，呈现面色淡白、心悸气短；或"悲则气消"，悲伤过度则气机消沉，伤及肺脏而为肺气虚，最终精神涣散，意志消沉。

②气郁。气郁者，指气运行不畅，包含胀满闷塞之义。《素问·六元正纪大论》言"五郁之发，乃因五运之气有太过不及，遂有胜复之变"，人与天地相应，亦能因郁致病。气郁又分为五郁，即火郁、木郁、金郁、土郁与水郁，

五行对应五脏，所以气郁的生成又有五脏之别。

心主血脉，在心气推动下，血液在脉管内有规则地循环流动，周营不休，至脏腑经络等各组织器官。心气是血液运行的动力，心主神明，主精神、意志、情志思维，若情志抑郁，神明不得舒展，则可致气郁。《景岳全书·郁证》说："至若情志之郁，则总由乎心，此因郁而病也。"肝主疏泄，喜条达，而忧郁思虑、愤慨恼怒等精神刺激均可使肝失条达，气机郁而不畅。《医碥》说："郁而不舒，则皆肝木之病矣。""肺者，气之本"，肺主治节，调节全身气机升降出入。治节失常而郁生，外邪侵袭，或水湿痰饮内阻，则会出现气机升降出入失常，郁证内生。肾气即为元气，思虑日久，脾土受制，无以生化血液，血不能上济于心，心火偏亢，暗耗肾精，心、肝、脾、肺之气不能下潜于肾，肾不能藏精化气，则肾气郁滞。《素问·玉机真脏论》曰"脾为孤脏，中央土以灌四傍"，中焦脾胃为水谷之海，五脏六腑之主，四脏一有不平，则中气不得其和而先郁。脾胃是人体气机升降运动的枢纽，所以郁病多在中焦。

③气结。气结者，指气结聚不散但又未至闭塞不通之列。由思虑过度引起的气结，主要根据"思则气结，结于心而伤于脾也"而来。《素问·举痛论》曰"思则气结"，《灵枢·本神》言"愁忧者，气闭塞而不行"，思虑之时，心有所存，神有所归，正气留而不行，以供思虑活动之需要。而过度思虑，心神正气的"存""归""不行"受到破坏，以致气机不能正常升降出入，其结果必然是聚而不散，滞而不行，呈现出思维效率低，情绪、心境低落，对日常活动无兴趣，主动性下降等精神萎靡状态。

（2）衍化病机

其基本病机衍化具体概括为痰湿蒙蔽，心神失用；瘀血阻络，蒙蔽心神；阴火内生，扰动心神；血虚津亏，精神不养；气机下陷，神机孤立；肾精亏虚，神明不济，以下分述之。

①痰湿蒙蔽，心神失用。痰是因体内水液代谢障碍形成的病理产物。水液在体内的正常输布有赖于气的推动和通调。气虚者，推动无力，水液代谢障碍积聚不散，生湿成痰；气结、气郁者气行不畅，水津不布，津液运行不畅而产

生水湿痰饮；脾虚胃弱，元气不足，气化乏力，饮食水谷不能正常化生气血而变化为痰。痰浊胶结于血脉，血脉为心所主，痰为浊物，而心神性喜清净，痰浊为病，随气上逆，其性胶黏最易阻遏心气，蒙蔽心神，故有精神抑郁，寡言呆滞，语无伦次，心悸怔忡，健忘等症状。

②瘀血阻络，蒙蔽心神。人之所有者，血与气耳。《素问·调经论》说："血气不和，百病乃变化而生。"气为阳，血属阴。气之于血，具有推动、温煦、化生、统摄的作用；血之于气则有濡养和运载作用。《医学真传·气血》曰："人之一身，皆气血之所循行。气非血不和，血非气不运。"气不得血，则气无所依附；血不得气，则血不得流通。故气的虚衰和运行异常，必然影响血。气虚时，气的推动和气化功能减退，导致血行不利。"气为血之帅"，气盛则血行滑利，气虚无力推动血液运行，而致血流迟缓，运行涩滞，痹阻脉络；气虚，温煦不能而生内寒，寒则血凝成瘀；气虚固摄功能失职，血失约束，溢出脉外形成瘀血。"气行则血行，气滞则血瘀。"血液随经脉流行不止，全赖气的推动，若因内伤七情等原因导致肝失疏泄，气机郁滞，气血郁于上焦，脉管不通形成瘀血；气结久而不解，气不行血，导致血行不利，不能随气而动，血聚成瘀。同样，血虚和血瘀亦可影响气。血虚者，血液流通周身必不能充盈脉道，且影响血液的运行，可致血行不畅而瘀滞。血为气之母，若血瘀于体内不去，一则血不能养气而气虚，二则血阻脉道影响脏腑之气的运行，且随瘀阻部位不同而诸症各异。瘀阻心脉，心气痹阻，蒙蔽心神则出现恍惚健忘，遇事兴致缺乏等精神不振症状；瘀阻于肺，肺失宣肃，则胸闷，气促喘憋；瘀阻于脑，闭阻清窍，可致头昏沉，记忆力减退；瘀血在肌表经络之间，则机体不荣而肌肤甲错。

③阴火内生，扰动心神。脾胃虚损，饮食不化，内生湿浊，湿浊内蕴，蕴而化热，或脾胃虚损，中气不足，清阳下陷，脾湿下流，形成阴火；脾气郁结，运行不畅，以及脾不升清，无以升发，气血运行受阻，郁而化火则成郁热或郁火。《内外伤辨惑论》云"脾胃气虚，不能升浮，为阴火伤其生发之气，荣血大亏，荣气不营，阴火炽盛"，也说明阴血不足则阴火炽盛。火热上行，干犯心系，扰动神明则心烦意乱，暴躁易怒。火热属阳，最易迫津外泄，消灼

阴液，耗人气阴，血气衰少，神居不安而神思恍惚，精神昏愦。

④血虚津亏，精神不养。《灵枢·决气》曰："中焦受气取汁，变化而赤，是谓血。"脾胃气虚，功能低下，气血生化不足，或者劳倦耗损或疾病损伤，正气未复或气机升降出入异常，导致脏腑功能失用，使气血津液生化乏源或痰饮、瘀血停积体内郁积不去，新血不生，痰瘀久居耗损人体精血形成血虚。《素问·八正神明论》曰："血气者，人之神。"脑赖真气以为用，赖血以养，血虚津亏则神明无所养而精神恍惚、委顿。

⑤气机下陷，神机孤立。外感邪气、痰浊水饮、瘀血阻滞、肝气郁结等皆可伤及人体之气，气虚而升举无力，日久清阳之气下陷。气陷多是气虚的直接发展或气虚的一种特殊表现形式。气陷，神机失却营精的充养，则见神疲乏力、形体消瘦、胸中满闷、心悸怔忡等表现。张锡纯也说："大气下陷，气短不足以息……其兼证……或神昏健忘……"

⑥肾精亏虚，神明不济。《灵枢·经脉》曰："人始生，先成精，精成而脑髓生。"脑髓有赖于肾精的化生，而脑主神明，说明肾中之精为脑主神明的物质基础。肾精也是神得以化生的物质基础。神在肾精的滋养下才能正常发挥作用，精盈则神明，精亏则神瘦，故《内经》也倡导"积精全神"的养神观念。若禀赋不足，先天之精不足，神明失养，或房事不节，精亏髓减，或人至老年，肾中精气随年以衰，肾精不足则志气衰，不能上通于心，故见迷惑善忘。若思虑过度，脾伤而食少纳呆，后天之精生化之源不足，肾精不得给养，可致脏腑功能衰退，髓海不足，脑神失养，出现情绪低落，懒怠而卧，悲观失望，记忆力下降，思维迟缓，反应下降等精神萎靡状态。

5. 惊悸不安状态的病机及衍化病机举例

一般认为，惊悸多由气血阴阳亏虚，心失所养，或痰瘀水饮阻滞，邪扰心神所引起，以触忤心神为主要病机，病位以心为主。研究发现，惊悸病机复杂，与脏腑气血阴阳功能紊乱密切相关，涉及虚实两端，基本病机及衍化病机相互兼夹。病位可涉及心、肝、胆、脾、肾等脏腑，且实证和虚证可相互转化，正虚与邪实可相互夹杂。

（1）虚证

①气血虚弱，神魂失养。气血是构成与维持人体生命活动的物质基础，是

神产生的基本条件。气血不足不仅会影响五脏的功能活动，而且出现精神情志活动的异常变化。中医素来重视气血调和，惊悸不安状态的发生与脏腑气血功能紊乱密切相关。《灵枢·本神》指出："肝藏血，血舍魂，肝气虚则恐。"首次提出肝血虚，肝魂失摄导致惊悸，为后世从肝论治惊悸开启了先河。后世医家在临床实践基础上，进一步发展了气血虚弱导致惊悸的理论。如《华氏中藏经》："（心）虚则多惊悸，惕惕然无眠。"《诸病源候论》："心藏神而主血脉。虚劳损伤血脉，致令心气不足，因为邪气所乘，则使惊而悸动不定。"说明气血虚弱，邪气外袭，神不安舍是引起惊悸的病理机制。《普济本事方》中论述了肝虚受邪所致的惊悸，"真珠丸，治肝经因虚内受风邪，卧则魂散而不守，状若惊悸"，说明肝经血虚，魂不守舍，影响心神而出现惊悸不安，并提出从肝论治惊悸。《景岳全书》也指出："营主血，血虚则无以养心，心虚则神不守舍，故或为惊惕，或为恐畏，或若有所系恋，或无因而偏多妄思，以致终夜不寐，及忽寐忽醒，而为神魂不安等证。"在《辨证奇闻》中也有类似论述，从肝血、肝魂的生理、病理分别加以阐明，"肝藏魂，肝血足则魂藏，虚则魂越。游魂多变，亦由虚也"。另外，中焦受损，气血生化乏源，心神失养，或气机升降失司，气血结聚中焦，也可导致惊悸。如《吴鞠通医案》所说："阳明空虚，故无主，闻声而惊。"窦材《扁鹊心书》指出："生冷硬物，损伤脾胃，致阴阳不得升降，结于中焦，令人心下恍惚。"可见，气血亏虚，心神失养，神不安舍，肝魂失摄，是导致惊悸不安状态的重要病机。

②心胆虚怯，心神不安。《素问·灵兰秘典论》说："心者，君主之官也，神明出焉……胆者，中正之官，决断出焉。"心藏神，对精神活动起主宰作用，而胆起决断作用。二者在神志上主辅配合，相互为用。心胆虚怯，心神失养，镇静决断之力减退，神不守舍，则善惊易恐。古代文献对心胆虚怯所致惊悸的论述较多，如《灵枢·邪气脏腑病形》言"胆病者，善太息，口苦，呕宿汁，心下澹澹，恐人将捕之"，这是对胆气不足，主持勇敢镇定的功能减弱，出现恐惧的最早论述。后世医家在此基础上进一步发挥，如《华氏中藏经》曰"（胆）虚则伤寒，寒则恐畏，头眩不能独卧"，《三因极一病证方论》论述"心胆虚怯，触事易惊，或梦寐不祥"，并命名为"心惊胆寒"，指出病在心、

胆经，属于不内外因，以温胆汤进行治疗，使惊悸从胆腑论治理论得以发展。《太平圣惠方》对胆虚冷扰及心神所致惊悸及症状进行了描述，"胆虚冷，恒多恐畏，不能独卧，心下澹澹，如人将捕"，并提出相应的治疗方剂。《古今医鉴·不寐》言"胆涎沃心，以致心气不足"，为虚实夹杂，木不生火，胆病及心，心胆气虚，神魂不安，善惊易恐。可见，胆气虚怯，或胆虚及心，心胆虚弱，易于发生惊恐。

③阴虚火旺，扰动神魂。阴液亏少，无以制阳，阳热之气相对偏旺，扰动心神而表现为惊悸状态。古人对阴虚火旺引发的惊悸多从心、肝、肾等脏进行论述。《景岳全书》言："若水亏火盛，烦躁热渴而怔忡、惊悸不宁者，二阴煎或加减一阴煎。"《辨证奇闻》中所述："肝血既亏，肝皆火气，魂将安寄？"即指肝阴不足，或肝血少藏，内风上旋皆可引起惊悸。《医碥》言："心虚热而阴气不敛者，睡则多惊。"描述的是心阴不足，阴不制阳，虚热内生，热扰心神的情况。可见，阴津耗损，其濡养滋润功能受损，虚热奔腾于上，热扰神明，神不安舍而致惊悸。

④阳不交阴，心肾失交。心在上焦，属火；肾在下焦，属水。生理状态下，心火下达肾水，肾水上济心火，使肾水不寒，心火不亢，维持二脏生理功能的协调平衡。若心火炽盛，不能下交于肾，肾水亏虚，不能上济于心，心肾失交则神志不宁。医家对心肾不交所致惊悸的认识非常多。如《普济方》指出："心肾不交，上盛下虚，心神恍惚，睡多惊悸。"《景岳全书》中特别强调了肾精不足，心神失养是惊悸的根本所在，"凡治怔忡惊恐者，虽有心、脾、肝、肾之分，然阳统乎阴，心本乎肾。所以上不宁者，未有不由乎下，心气虚者，未有不因乎精"。陈世铎也非常重视心肾不交在惊悸中的作用，指出："心惊本是上症（上焦病证，多从心因论述），而余分上下者有故。心与肾相通，心气不下交于肾，则能成惊而不寐；肾气不能上交于心，亦能不寐而成惊也。"《辨证奇闻》所述："少阳胆在半表里，心由少阳交肾，肾亦由少阳交心。胆气虚，心肾至，不能相延为介绍，心肾怒，两相攻击，胆愈虚，惊易起，益不能寐。"突出强调了胆气怯在心肾不交致惊悸发病中的重要作用：一方面，肾阴亏虚，木失荣养，肝胆自怯，神不安舍；另一方面，胆属少阳经，属半表半里，为心肾交通之会，胆气怯，心肾不能交

通，而致惊悸。《不居集》列"怔忡惊悸健忘善怒善恐不眠"篇，强调病机的联系性，也突出了心肾不交在惊悸失眠中的重要作用，言："惟虚损之人，阴亏于下，元海无根，气浮于上，撼振胸臆，是心不能下交于肾，肾不能上交于心，则筑筑心动，惕惕恐畏，为怔忡惊悸者……盖神之不安其舍者，多由于心血之不足。而心血之不足，多由于肾之虚衰，不能上下交通而成水火既济也。"由此形成了惊悸不安责之心肾失交的认识，为惊悸的辨治提供了新的思路。

⑤阳气受损，神明紊乱。《素问·生气通天论》云："阳气者，精则养神，柔则养筋。"王冰注："阳气者，内化精微，养于神气，外为柔软，以固于筋。"阳气虚衰，无法滋养神气，神明紊乱，是导致惊悸的重要病机。《伤寒论·辨太阳病脉证并治》载："伤寒脉浮，医以火迫劫之，亡阳，必惊狂，卧起不安者，桂枝去芍药加蜀漆牡蛎龙骨救逆汤主之。"指出强逼火劫发汗，阳随汗亡，心阳不足，出现惊恐。张景岳提出："经曰肝气虚则恐。又曰恐则气下，惊则气乱。夫肝气既虚，肾气既伤，而复见气下气乱，无非阳气受伤之病。"阳气虚衰，气机失常，神明紊乱，引起惊悸。《王应震要诀》对阳虚所致惊悸论述详尽，载："胸腹胀满，汗出如雨，四肢逆冷，睡中惊悸，觉上升如浮，下陷如坠，脉洪大而数，重按微细，此乃属无火，虚之极也。"

（2）实证

①肝郁化火，魂游为变。情志不遂，肝气郁结，肝郁化火，扰动心神，魂不安舍。《素问·六节脏象论》言："肝者，罢极之本，魂之居也。"情志不遂，肝气郁滞化火，伤及肝藏之魂，则会出现神志失常症状。《华氏中藏经·论肝脏虚实寒热生死逆顺脉证之法》指出"肝中热，则喘满而多怒，目疼，腹胀满，不嗜食，所作不定，睡中惊悸……"，认为肝实热，气机逆乱，魂游散守，睡眠易惊。《太平圣惠方》言："治肝实热，梦怒惊恐，宜服泻肝防风散方。"这对论治肝实热所致惊悸做出了重要贡献。《曹仁伯医案》对肝经伏热引起惊悸的症状机制进行了阐述，"夜间仍有寐时，即得寐时容易惊惕而醒，又属肝经伏热，不能藏魂所致"。因此，情志不遂，肝气郁滞化火，或肝经伏热，魂不能安舍于肝，游魂为变，都可以引发惊悸不安。

②君相火旺，神魂不安。君火即心火，居于上焦，相火居于下焦，与君

火相互配合，以温养脏腑，推动人体的功能活动。《素问·天元纪大论》云："君火以明，相火以位。"若君火、相火偏亢，消耗阴液，而生虚热，热扰心神，神魂不安，则会影响机体的正常生理功能。《曹仁伯医案》言："肝之火，相火也，心之火，君火也。君火一动，相火无不随之而动。"论述的是心火引动肝火而致惊悸。《备急千金要方》载："治心实热，惊梦喜笑，恐畏悸惧不安，竹沥汤方。"对心实热所致惊悸进行了论治。《太平圣惠方》则论述了心实热引发惊悸的机制在于阳盛所引起的卫气不行、荣气不通。在《医碥》中也有热扰心神致惊的论述："心为热所乘，则动而惊。"《费绳甫先生医案》所述："抑郁伤肝，火升无制，挟痰销铄心营，神魂飞越。"认为肝火可挟痰消耗心阴，遂至心肝火旺，神魂不安。《得心集医案》指出："肝火太旺，以致血燥无以荫胞……所以火愈炎，木愈燥，风愈张，风火相煽，心主撩乱而人事眩晕矣。"可见，无论心火、肝火单独为患，还是并见，都可引起神魂不安，惊悸而作。

③痰郁热扰，胆失清静。胆者，清静之府也，性喜宁谧而恶烦扰。若胆为邪扰，失其清净，则可引起胆怯易惊、心烦不眠、夜多异梦、惊悸不安等表现。《华氏中藏经》对胆热所致惊悸进行了论述，"（胆）实则伤热，热则惊悸，精神不守，卧起不宁"。《太平圣惠方》中详尽论述了胆实热的证候，并提出相应的治疗方剂，"若肝气有余，胆实。实则生热，热则精神惊悸不安，起卧不定"。《张氏医通·不得卧》认为痰郁胆经，清静受扰，惊悸遂至，"不寐有二……有痰在胆经，神不归舍，亦令人不寐"。《血证论·卷六·惊悸》言："又凡胆经有痰，则胆火上越，此胆气不得内守，所以惊也。"胆经有痰，使胆气失于内收则恐惧而作。综上，胆为中正之官，无论胆气不舒，日久化热，热扰神魂，还是胆郁生痰化火，胆气不定，都可出现惊悸。

④火热素盛，扰动心神。素体阳热，易扰心神，而致心神不安，则生惊悸。《素问·至真要大论》言："诸病胕肿，疼酸惊骇，皆属于火。"这是火热内郁，扰动神志导致惊悸的最早论述。后世医家多有发挥，以金代刘完素最为显著，他主张火热邪郁于体内，热扰神明，心神不能内守是导致惊悸的原因，如《素问玄机原病式》所述"热甚于内，则神志躁动，反复癫狂，懊恼烦心，不得眠也……故心胸躁动，谓之怔忡，俗云'心忪'，皆为热也"，《素问病

机气宜保命集》载"禁栗惊惑，如丧神守，悸动怔忪，皆热之内作。故治当以制火，制其神守，血荣而愈也"。治疗上，"重，怯则气浮，欲其镇也，如丧神守而惊悸，气上厥以颠疾，必重剂以镇之"，开后世重镇安神治疗惊悸之法门。王肯堂则认为五脏六腑之热归于胃同样可致惊，《证治准绳》载："胃虽无神，然为五脏之海，诸热归之则发惊狂。"《医碥》指出："五脏之热，皆得乘心而致惊。"《景岳全书发挥》强调五志之火致惊悸不寐："或为惊惕，或为恐畏，此等皆五志之火妄动而不寐。"可见，情志不舒，郁而化火，或体内郁火，火热扰心，则心神不安，惊悸而作。

⑤痰袭心包，痰热扰心。素体痰湿，或嗜食肥甘厚腻之品，湿食生痰，郁痰生热，扰动心神。《严氏济生方》载："惊忧思虑，气结成痰，留蓄心包，怔忡惊惕，痰逆恶心，睡卧不安。"朱丹溪所撰《丹溪心法》云："惊悸者血虚，惊悸有时，以朱砂安神丸。痰迷心膈者，痰药皆可，定志丸加琥珀、郁金。"认为血虚有痰为惊悸发生的机制。《医学衷中参西录》认为痰袭心包是惊悸发于夜间的因素，"有其惊悸恒发于夜间，每当交睫甫睡之时，其心中即惊悸而醒，此多因心下停有痰饮，心脏属火，痰饮属水，火畏水迫，故作惊悸也。"《何氏虚劳心传》也对血虚痰火致惊进行了论述并以天王补心丹进行治疗，"心血虚之，故血虚则心生火，火则生痰，痰动心包，故惊跳及梦寐不宁"。可见，痰袭心包，火为水迫，或痰火为患，震荡心君，扰动神魂，都是惊悸不安的重要病机。

古代医籍对惊悸不安状态病机的论述主要涉及脏腑气血阴阳功能紊乱，以脏腑辨证为主，主要为心、肝、胆、肾的气血失调，阴阳失和，以致神魂受扰，惊悸不安。其病机复杂，虚实之间常相互兼夹。如实证日久，正气亏耗，可兼见气血阴阳亏损；虚证也可因虚致实，而兼见实证表现。如阴虚常兼火亢或夹痰热，阳虚易夹水饮或痰湿等。正虚之间或邪实之间，也可相互转化或兼夹。正虚方面，心气虚可引起心阳虚，心血虚日久引起心阴虚等；阴阳互损，又可引起气血不足、气阴两虚、阴阳俱虚；邪实方面，气滞血瘀、痰瘀又可互相转化。

第二节　中医心理紊乱状态

"心理"是指人的头脑反映客观现实的过程、思维、情绪等，或泛指人的思想、感情等内心活动。借助现代哲学界关于思维的研究成果，明确"状态"和"心理状态"的概念。"状态"是人或事物表现出的形态。"心理状态"，是指相对于一定的层次及相应质在特定时刻或时间区间事物保持其质的相对稳定不变时的存在总合，是事物宏观上质的静止与微观上量的运动的统一体。状态是事物共时态或历时态在有限时空范围内相干作用的最小单位；是一种功能上彼此间隔的相对独立的单位。

中医心理紊乱状态就是在特定的时刻和时间区间内，保持着异于正常的心理、情绪、认知等的心理信息内容。它具备 2 个基本条件，一是心理信息内容异于正常；二是这种异于正常的心理信息要保持一定的时间。虽然古人在文献中没有明确心理紊乱的概念，但是却记载着关于这方面的大量的内容，常以疾病或病因的形式出现。齐向华教授在研究失眠症等心理性疾患的过程中，经过整理、归纳、分类、统计古代文献，最后分析确定出 5 种心理紊乱状态，分别为烦躁焦虑状态、惊悸不安状态、郁闷不舒状态、思虑过度状态和精神萎靡状态。从目前临床的实际情况来看，许多躯体疾病的患者其疾病肇始的根本原因是心理问题。而目前心理学界诊察疾病的方式主要是访谈和观察，缺乏真正反映人体内心世界的客观性指标。从诊断的客观性来讲，心理脉象填补了这项空白，不仅成为一个客观的判断人体心理活动的重要信息来源，而且是衡量心理紊乱程度的客观指标。较之心理咨询的诊断模式，心理脉象所评定出的心理紊乱状态可以与中医学辨证论治直接结合，根据脉象的评定采取相应的诊疗措施。5 种心理紊乱状态并没有明确指出与五脏的对应，只是某种体质、个性的人有易发的倾向性。烦躁焦虑状态多见于神经症情绪不良者，惊悸不安状态多见于神经症焦虑状态者，郁闷不舒状态常见于述情障碍、心理宣泄不足者，思虑过度状态常见于工作倦怠、脑功能障碍及思想偏执者，精神萎靡状态多见于慢性疲劳综合征、动力缺乏的抑郁症者。各种不良心境、心理情绪可引起心理紊乱，通过暗耗心血、食量变化、气血凝滞等途径引发。

5 种心理紊乱状态导致的疾病涉及各个系统，原因是心理紊乱状态的加深可导致十二经络的闭阻，出现邪窜经络证，从而引发各个系统疾病。经过长期的临床实践和深入研究，齐向华教授总结出 5 种心理紊乱状态的临床表现，通过这些临床表现，可以清楚地辨识患者所处的心理层面，并针对相应的状态，通过交流、心理访谈、中药、导引、按摩等方式辨证论治。5 种心理紊乱状态的提出符合中医学形神一体观，在医学模式向社会－心理－生物模式转变的今天，深入探讨 5 种心理紊乱状态的中医辨证方法，不仅有助于推进中医情志病的理论研究，还能为治疗各种心身疾病提供一定的理论依据。

5 种心理紊乱状态具体表现如下。烦躁焦虑状态：心理情绪烦乱，坐卧不宁，或卧位反复颠倒，肢体躁扰，虽然体温不高，但往往感觉身体发热，口腔干燥而渴。惊悸不安状态：心中惊悸，忐忑不安，精神慌乱，喜悲伤，心虚怕见生人，不能独处，卧起不安。郁闷不舒状态：终日不间断地苦思冥想，不能自己控制，对其他周围的事情不感兴趣，闷闷不乐，健忘神呆，行迟，纳呆腹胀。思虑过度状态：多性格内向，或有情志内伤、情绪不得宣泄的历史；情绪低落，郁闷不舒，不善言语，郁郁寡欢；太息嗳气，肩背紧痛，腹部胀满，按之心下及，胁部有抵触感。精神萎靡状态：心境情绪低落，精神困倦，思维迟滞，瞑目欲眠，自感能力不足，嗜卧少力，肢体倦怠。

齐向华教授认为中医疾病有其特定过程，具有一定的规律。疾病过程中的病因病机形成有体质趋向、个性趋向参与，也就是说患者疾病发展过程中的所有功能态演变均有心理状态的参与，心理紊乱状态贯穿疾病发生发展的始终。《素问·上古天真论》云："上古之人，其知道者，法于阴阳，和于术数，食饮有节，起居有常，不妄作劳，故能形与神俱，而尽终其天年，度百岁乃去。"其中"形与神俱"是养生的最高境界，形，指形体，即肌肉、血脉、筋骨、脏腑、精气等组织器官，是物质基础；神，是指以情志、意识、思维为特点的心理活动现象，以及生命活动的全部外在表现，是功能作用；二者相互依存、相互影响，密不可分。神本于形而生，依附于形而存，形为神之基，神为形之主，这也是心理紊乱状态导致疾病产生的根本所在。

齐向华教授在研究失眠症现代心理学理论框架内心理紊乱状态的中医诊治过程中发现，中医传统理论的心理学内容与现代心理学理论相距甚远，其基本的核心理论如对认知、思维的认识存在根本不同，这是由对心理这种客观事物认识的文化差异导致的；理论、概念的内涵和分类各不相同，心理紊乱存在理论和应对措施上的区别，如抑郁症表现惊恐者属中医学"惊悸"范畴，表现心情不良者属"烦躁"范畴，而动力缺乏者属"少神"范畴。古人对于具体的某种心理紊乱有时作为疾病病名来认识，如"烦躁""惊悸""少神"等，处在某种特定状态之中的患者，有时以其他的病苦就诊而不是以心理紊乱就诊，如头痛、头晕或躯体某个部位的不适（如有患三叉神经痛者，通过心理紊乱状态辨证，系由思虑过度状态所致，按此治疗痊愈），显然，心理紊乱的内涵较之古人所说的疾病范畴内涵要大。古人有时将其作为疾病的病因来认识，临床也确实有相当多的患者在经历了某种突发的心理情绪后得到延续，但是，临床发现也存在变异性，由于个性和对事物认识方法的不同，所发生事件导致的心理反应表现出差异，同一事件，有人愤怒，有人思虑忧愁，有人惊恐不安，所以不能将一般人群的普遍心理反应当作必然而给患者进行定论。因此，齐向华确立了针对心理紊乱提出"状态"的概念并进行研究，为临床辨治奠定了基础。

心理紊乱状态与情志病密切相关。中医学在"形神合一"的整体观念指导下，早已认识到情志活动对躯体的影响。情志，是七情和五志的合称。《内经》已经形成了一套关于情志致病的理论体系，以五脏为中心，把七情（喜、怒、忧、思、悲、恐、惊）归纳为喜、怒、忧、思、恐五志，并分属五脏，五脏藏有五神，即肝"在志为怒"，藏魂；心"在志为喜"，藏神；脾"在志为思"，藏意；肺"在志为忧"，藏魄；肾"在志为恐"，藏志。以七情、五志、五神与五脏相对应，说明人的情志活动是以脏腑作为生理基础的，特别是以"心神"来概括和统领人的精神情志活动的。"七情"和"五志"的提出说明古人主张通过心理疏导治疗情志病，并重视通过调摄精神达到养生保健的目的。如《素问·上古天真论》强调"恬淡虚无""精神内守""志闲而少欲"，以收

"真气从之""病安从来""心安而不惧"的效果；《灵枢·本脏》指出"志意和则精神专直，魂魄不散，悔怒不起，五脏不受邪"，这些都为后世研究情志疾病提供了理论基础。七情活动变化，能反映和概括人的主要心理活动。正常的七情活动并不影响人的身体健康。若没有七情表现，或缺乏其中的几种情感，或七情太过，都会导致情志剧变而引发各种心身疾病。故《内经》认为正常的心理状态当为"精神内守""恬淡虚无""志闲而少欲""心安而不惧"。当心理信息内容异于正常，且这种异于正常的心理信息持续一定的时间便会产生相应的心理紊乱状态。

一、心理状态脉象形成的生理基础

心理脉象是生物进化的需要。《内经》认为心理活动是各脏腑功能活动的体现，把特定的心理活动的产生归于特定的脏腑，此即"五神脏"学说。《素问·宣明五气》记载："心藏神，肺藏魄，肝藏魂，脾藏意，肾藏志，是谓五脏所藏。"因此，在心神的主导下，脏腑是脉象的生理基础，脉象是脏腑生理功能的外在表现，中医心理脉象产生的生理基础亦是各脏腑功能活动，而各脏腑功能活动的正常运行离不开气血。气血是脉学理论里的一个重要范畴，自《内经》以来，即为历代医家所重视。《弦脉歌》注中指出："血荣气衔，脉之所依也。"《脉源论》指出："故气血乃脉之用，而气血能使脉之盛衰也。"也就是说，脉的各项要素，是通过气血的畅达运行与否表现出来的。中医认为人的情志活动以精、气、血为物质基础，以气机调畅、气血调和为前提。《灵枢·营卫生会》说："血者，神气也。"气血供给充足，情志活动才能正常，气血亏虚或运行失常，均可以出现不同程度的情志方面的证候而表现为不同的心理脉象，可见气血与心理脉象有着密切的联系。

（一）心理状态脉象形成的体质基础

体质是指机体以五脏为中心的形态结构、功能活动和精血津液等生命基础要素的总和，它由先天禀赋与后天发育共同构筑而成。机体体质在遗传基础上、生活环境的影响下以及自身成长过程中形成了相对稳定的状态，机体体质决定着心理反应的特异性。体质与心理状态都是在先天禀赋的基础上及后天各种因素作用过程中形成和变化的。体质是心理状态产生的形态基础和生理基础，因此，二者有着密不可分的必然联系和一致性。另一方面，心理状态的形成和变化还受到先天禀赋、生活境遇、教育状况、生活环境等因素的影响，因此，体质与情志又往往存在不一致性。

《素问·血气形志》云："形乐志苦，病生于脉，治之以灸刺；形乐志乐，病生于肉，治之以针石；形苦志乐，病生于筋，治之以熨引；形苦志苦，病生于咽嗌，治之以百药；形数惊恐，经络不通，病生于不仁，治之以按摩醪药，是谓五形志也。"所谓苦，在形体方面指过度劳役或逆形体功能活动而动作；在精神方面指精神忧虑苦闷或情志抑郁不快。所谓乐，一方面指形体安逸，精神愉快，情志舒畅，一般不易致病；另一方面指形体过于安逸，缺少运动，精神过度兴奋，常会导致疾病。《严氏济生方·妇人论治》强调男女体质差异、情志不同："若是四时节气，喜怒忧思，饮食房劳为患者，（妇女）悉分丈夫同也……又况慈恋、爱憎、嫉妒、忧恚、抑郁不能自释，为病深固者，所以治疗十倍难于男子也。"《严氏济生方·脚气论治》又云："治妇人之法与男子用药固无异，但兼以治忧恚药，无不效也。"《医学正传》强调"妇人百病皆自心生"，如"乳岩……多生于忧郁积忿中年妇女"。《临证指南医案·妇人》云："肝为风木之脏，又为将军之官，其性急而动。故肝脏之病，较之他脏为多，而于妇女尤甚。"

因此，人体质的偏颇，使体内形成某种心理状态好发的潜在环境，不同体质的人对外界某种刺激的反应性相应增强，也使心理状态的发生有了一定的选择性和倾向性。

（二）心理状态脉象形成的五神基础

五神是古人对人类精神、心理活动乃至部分生理活动的认识，包括神、魂、魄、意、志。《灵枢·本神》曰："生之来谓之精，两精相搏谓之神，随神往来者谓之魂，并精而出入者谓之魄，所以任物者谓之心，心有所忆谓之意，意之所存谓之志，因志而存变谓之思，因思而远慕谓之虑，因虑而处物谓之智。""心有所忆谓之意"，精力专注，判断思考，并形成记忆；"意之所存谓之志"，根据思维、判断，进一步明确目标，提出计划，下定决心克服困难达到目的。《鬼谷子·养志》言："志不养则心气不固，心气不固则思虑不达，思虑不达则志意不实，志意不实则应对不猛，应对不猛则失志而心气虚，志失而心气虚则丧其神矣。神丧则恍惚；恍惚则参会不一。"这里的"志"或"志意"都是意志的意思。五神的病理改变则导致人认识事物、思维过程及行为等异常。《灵枢·本脏》进一步指出其生理功能，"志意者，所以御精神，收魂魄，适寒温，和喜怒者也""志意和则精神专直，魂魄不散，悔怒不起，五脏不受邪矣"。说明"志意"可驾驭控制其他心理活动或动作行为过程。《灵枢·本神》曰："心怵惕思虑则伤神，神伤则恐惧自失……脾愁忧而不解则伤意，意伤则悗乱……肝悲哀动中则伤魂，魂伤则狂妄不精……肺喜乐无极则伤魄，魄伤则狂，狂者意不存……肾盛怒而不止则伤志，志伤则喜忘其前言。"故五神伤时或独立或合并出现以下异常表现：精神意识障碍，表现为"狂""乱""恐惧"等神智失常，注意力不集中、健忘，对外界感知错误，肢体行为的异常。也有人认为《内经》中五志的"志"，指情绪即情志，五神中的"志"，指意志、记忆；五志中的"思"为思念、想念的意思，五神中的"思"是思考之思，为心神所主。五神、五志分别归属心、肝、脾、肺、肾五脏，也就是五脏的功能状态。西方心理学将心理分为认知、情感、意志 3 个方面，而《内经》则是神、情二分法，将认知和意志包含在神之中。

五神紊乱，其表征的心理、行为活动失常。形与神俱是人体和谐的根本，神的物质基础是脏腑所化生的精气血阴阳，而人体脏腑的功能活动又必须受神的主宰，因此形神二者的关系是相辅相成的。若神的紊乱得不到有效的调治可产生心理紊乱，久之造成结构态的损害，而结构态的损害反过来又可加剧心理紊乱，产生恶性循环。

二、心理紊乱状态脉象形成的病理基础

《灵枢·百病始生》指出："喜怒不节则伤脏，脏伤则病起于阴也。"《灵枢·本神》又说："是故怵惕思虑则伤神，神伤则恐惧流淫而不止。因悲哀动中者，竭绝而失生。喜乐者，神惮散而不藏。愁忧者，气闭塞而不行。盛怒者，迷惑而不治。恐惧者，神荡惮而不收。"从《内经》有关情志内伤的论述

中可以看出，脏象学说早已认识到人不仅是生物有机体，而且是一个社会成员，人的心理活动直接受到外界社会环境的制约。《素问·生气通天论》指出："苍天之气清净，则志意治，顺之则阳气固，虽有贼邪，弗能害也，此因时之序。"《灵枢·五色》亦记载："病从外来，目有所见，志有所恶。"这些论述都是祖国医学中有关心身医学的原始思想，进一步说明外界环境对个体精神意识的影响。

《素问·阴阳应象大论》言"喜怒伤气"，喜怒，泛指情志过度；气，指脏气，说明情志过度损伤五脏气机。《灵枢·寿夭则柔》记载："忧恐忿怒伤气，气伤脏，乃病脏。"情志致病损伤五脏气机，表现各不相同。《素问·举痛论》云："怒则气上，喜则气缓，悲则气消，恐则气下，惊则气乱，思则气结。"《素问·脏气法时论》指出："肝病者两胁下痛引少腹，令人善怒，虚则目䀮䀮无所见，耳无所闻，善恐，如人将捕之。"《灵枢·本脏》又说："视其外应，以知其内藏，则知所病矣。"明确指出脏腑的心理活动势必反映于外部呈现各种不同的表象，"外应"表象于脉象上，就形成了心理紊乱脉象。由此可见，心理紊乱脉象产生的病理基础为社会环境变化及脏腑阴阳气血失调。

三、脉诊中的心理脉象

中医理论认为，人体"有诸内必形诸外"，通过望、闻、问、切四诊认识人体的外在症状来诊断疾病是中医诊断的特色，如《素问·脉要精微论》中说："诊法何如……切脉动静而视精明，察五色，观五脏有余不足，六腑强弱，形之盛衰，以此参伍，决死生之分。"四诊中之脉诊最能体现中医的诊察特色，《诊宗三昧》曰："天地有灾，莫不载闻道路；人身有疾，莫不见诸脉络，故治疾犹要于测脉也。"脉诊是中医四诊之一，虽居望、闻、问、切四诊之末，但功却可谓居四诊之首。脉象原理是在中医"有诸内必形诸外"的独特理论指导下形成的，早在脉学形成之时的《内经》时代，古代医家就发现通过脉诊可以获得人类机体状态的大量信息，并据此辨证论治，均获良效。通过脉诊，我们可以探知患者的心理状态，探知疾病发生、发展及变化的每一个环节及内在机理，从而指导临床辨证治疗、判断预后转归和指导预防调护。

随着医学模式向主张"心身一元"的后现代医学模式转变，情志病变越来越受到人们的重视。情志病变反映于外部呈现各种不同的表象"外应"，表象于脉象上即产生了与情志相关的脉象表现。《灵枢·本神》提出"脉舍神"，《景岳全书·卷之五·脉神章中》记载"故善为脉者，贵在察神"。脉象中蕴含着情志、思维等心神活动的变化，若能将其提炼出来，分析出脉象变化与情志活动的相关性，就可以通过脉象把握患者的情志变化，同时也能从脉象变化上来诊断情志相关的病症，因此脉象能体现机体的心理紊乱状态。

齐向华教授认为脉搏谐振波特定频率和振幅与特定心理状态具有对应性，如系统辨证脉学中"动"的范畴，对应着特定心理紊乱状态。此外，还可以根据谐振波的振幅确定心理紊乱存在的时间性，系统辨证脉学认为可因沿及气血、经络、脏腑不同而出现相应脉象的位、数、形、动、质改变。如在对中风病心理紊乱状态的观察中发现了治疗5种心理紊乱状态的相应的方剂，郁阿不舒状态可选用血府逐瘀汤或瓜蒌薤白半夏汤，思虑过度状态可选用半夏厚朴汤，惊悸不安状态可选用朱砂安神丸、安脑丸，烦躁焦虑状态可选用天麻钩藤饮、栀子豉汤，萎靡不振状态可选用李东垣的补脾胃泻阴火升阳汤。在《素问·调经论》中还有关于中风病心理紊乱状态的针刺调控记载，如："岐伯曰：神有余有不足，气有余有不足，血有余有不足，形有余有不足，志有余有不足，凡此十者，其气不等也……岐伯曰：神有余，则泻其小络之血，出血勿之深斥，无中其大经，神气乃平。神不足者，视其虚络，按而致之，刺而利之，无出其血，无泄其气，以通其经，神气乃平。"《素问·离合真邪论》载："经言气之盛衰，左右倾移。以上调下，以左调右。"

（一）传统脉法中的七情脉象

中医心理脉象作为人体心理意识、情志变化的外在表现，是建立在《内经》形神一体论基础上的，并与脏腑、情志活动息息相关。《内经》中关于情志脉象的记载集秦汉以前中医之大成，以其博大精深的内容奠定了中医心理脉象的理论基础。中医心理脉象的研究与掌握可以直接感受心因性疾病及心理致病因素的切入点，历代脉诊文献中有关七情脉象及禀赋性格脉象的记载亦成为后世研究心理脉象的基石。《素问·经脉别论》载"黄帝问曰：人之居处动静勇怯，脉亦为之变乎？岐伯对曰：凡人之惊恐恚劳动静，皆为变也"，说明环境变动或者情志的惊恐喜怒等改变都能使心神受扰，血脉不宁，脉象亦随之而发生变化，这是有关心理活动对脉象影响的最初记载。《三因极一病证方论》首先提出七情的概念，"七情者，喜怒忧思悲恐惊是也"，并指出"故因怒则魂门弛张……必弦涩；因喜则神廷融泄……必沉散；因思则意舍不宁……脉必弦弱；因忧则魄户不闭……脉必洪短；因恐则志室不遂……脉必沉缓"。七情既可以作为正常的心理过程和心理反应，但在过激的状态下又可成为脏腑致病的心理病因，并且明确记载了7种情志对应的心理脉象。

古代医书中有关七情及不同禀赋性格脉象的记载，反映了中医古代心理学根据心理脉象客观诊断疾病的思想。心理脉象中特异心理成分仅用传统的二十八病脉常常难以进行概括，故而使用了诸多二十八病脉以外的脉象要素。如《素问·脉要精微论》记载"数则烦心"，烦心这种心理状态，表现为一种数而躁的脉象。躁脉不属于传统二十八病脉，有其独特的形态特征，正是这种数而躁的脉象要素，构成了心烦的心理脉象特征。七情脉象大多有其特异形态特征，如《素问·大奇论》中"肝脉鹜暴"之躁疾散乱的脉象特征，《素问·奇病论》中肾风善惊"大紧脉"之悸动紧急的形态特征。《脉贯》《脉如》《诊宗三昧》《医学指要》中暴露气逆之"脉促"，乃"促上击"之促，是一种向鱼际方向上窜的脉象，代表怒气上攻的心理状态。又如《脉语》《脉如》《脉贯》《诊脉三十二辨》中怒的"弦急""弦激脉"，是因怒气勃发，气血上冲，脉道急迫激荡而形成的心理脉象。至于《脉贯》《脉义简摩》中思的"结滞脉"是一种结滞缓怠的脉象，且没有歇止。另外，《脉贯》《脉如》《医学指要》中惊的"动摇脉""动掣脉"，是一种指感动摇不定，动掣不安的心理脉象。

传统脉法中的七情脉象在描述上多为写意式，后世学习、临摹都有一定的难度，甚至出现不知所云的情况，这样导致传统脉法中关于情志脉象的学习难以传承，对疾病产生的根源更是不能把握，影响治疗疾病的效果。

（二）系统辨证脉学中的心理脉象

传统的脉学理论存在其本身不可忽视的局限性：对脉象特征整体式的摹写及表象的记载与传承导致脉象的形态与组成因素缺乏科学规范性；对脉诊的心

理认知过程缺乏研究，不能最大限度地排除诊者主观因素的影响。

鉴于传统脉学理论的局限性，系统辨证脉学主张从认知心理学和神经生理学的角度深入研究脉诊的心理认知过程，首次提出"脉诊心理"的概念及研究范畴，并将这一过程人为分为2个阶段：一是对脉象特征的识别，二是将脉象特征进行分析，尤其是对提取特征的时间、空间之间的联系性及其表征意义进行分析。这2个阶段频繁的交替互换，并与人的记忆系统相比照，最终得出对疾病的病因、病位、病性、预后转归的判断。

齐向华教授将传统脉象与物理学、认知心理学、系统论、信息学、生理学等多学科知识融会贯通，将具有辨证意义的脉象特点提取为脉象要素。脉象要素是一种客观存在，是脉中的固有信息，是脉象系统最基本的构成单元，表示某种物理现象，能够为人类所感知，可以用物理语言进行定性、定量分析研究。脉象要素的存在不是孤立的，是以整体脉象背景、脉管周围组织、"中和之态"的脉象特征为参照，并受到整体脉象特征、局部脉象特征和其他脉象要素的制约，而出现的被凸显和削弱的效应。特定脉象要素与机体内部因素是一一对应关系，而且在不同个体中所对应的意义不变。脉象要素之间相互联系，共同表征出上一级的机体状态。系统辨证脉学脉象要素分为脉体要素、脉管壁要素、脉搏波要素、血流要素，这4个要素中又分为多对脉象要素来表征心理紊乱状态脉象。齐向华教授经过多年临床实践，结合系统辨证脉学，认为目前心理紊乱状态分为5种，分别为烦躁焦虑状态、惊悸不安状态、郁闷不舒状态、思虑过度状态、精神萎靡状态。

四、5种心理紊乱状态脉象特征

脉体要素中的"内外"要素可提取心理脉象如"恐惧脉""怒脉"。"恐惧脉"主要表现为血管壁的高度收引紧张，使管壁变得拘紧而细直，在血流的冲击下，壁上附有一种极细的震颤感觉，周围局部组织的振动波在脉搏高峰之后出现，极快地向脉管方向收敛消失。"怒脉"为左关附近的振动，周围组织伴随愤怒的情感而局限膨胀隆起，指下血管壁和局部组织产生共振现象，使脉搏显得洪大而有力。

"曲直"脉象要素则可体现"思虑过度"的心理紊乱状态，如果桡动脉搏动不在肱桡肌腱与桡侧腕屈肌腱正中之间下行，表现为向内侧桡侧腕屈肌贴近，这表示该人有劳心过度的现象，如桡动脉过于挺直则表示该人性格耿直。

"寒热"脉象要素可体现某种心理状态，因心理状态能够影响脏腑组织的新陈代谢，通过脉象可以将代谢反映出来。如怒脉在左关部位隆起的同时有炬然播散的热量透发感；无依无靠感觉脉象为脉搏高峰期间右尺脉主面及两侧位置，尺脉略细而微紧，两侧组织轻度均匀虚软，脉管周围振动觉淡薄，内侧尤其虚静冷清。

脉管壁要素中的"刚柔"可体现心理张力。心理张力高者则脉刚，心理张力低者则脉柔。"心理紧张"者，表现右尺脉的弦直，血管壁张力增加；"喜脉象"表现为左寸脉脉管壁周围组织呈现出松弛的状态，反映出和谐、从容、圆润悦指的感觉。

脉搏波要素中的"动静"可描述心理紊乱状态的谐振波，心理状态紊乱时谐振波增多，则脉现"动"象，若心理健康者，则脉现"静"象。"来去"脉象要素体现的势能表示心理状态。劳神过度，心脾两伤者则来象势能不足；心情受到压抑而又不做抗争，时间既久则脉象显示出去象势能不及。"长短"脉象要素体现智力水平。脉长之人，思维敏捷清晰，心胸开阔；而脉短之人，易于情志郁结，或思维愚钝等。"高深"脉象要素中，心高气傲，趾高气扬之人，脉多升浮有余；性情镇静宁谧，则脉多沉降有余。"粗细"脉象要素的意义多为心底平和之人脉象粗，平素细心胆怯之人或思虑操劳之人则脉象细。此外还有"敛散"脉象要素也体现了心理脉象特征，如在心理脉象中"敛"多表示心理张力较高，表明有紧张、关注、贪欲等；"散"则表示心理张力较低，大大咧咧或无欲无求。

系统辨证脉学诊法融汇了认知心理学、物理学、信息学、神经生理学等多学科知识，从多角度用现代科学技术语言全面分析脉象实质；充分遵循了人类学习技能的认知心理学规律，实现了传统脉诊由整体观、摹绘写意的认识转变为对现代认知心理学及系统论的认识，使对心理脉象的信息提取更加科学、合理。

（一）烦躁焦虑状态脉象特征

烦躁焦虑状态患者的脉象主要表现为动、数、高、短。"动"指诊者手下有波动感，以双寸尤为明显。有个成语叫"心浮气躁"，左寸对应心的功能位。肺主一身之气，它的功能位则在右寸。"数"指脉率快，一般来说，烦躁程度越严重，脉数越明显，烦躁的脉率一般在每分钟 90 次以上。烦躁脉表现为脉浮于整体脉管之上，轻取即可，敛降不深，即"高"的脉象要素特点，且脉象要素体现为"短"。脉象躁数，体现在脉象要素上主要表现为血管壁的高度收引紧张，使管壁变得拘紧而细直，在血流的冲击下，壁上附有一种极细的震颤感觉，周围局部组织的振动波在脉搏高峰之后出现，极快地向脉管方向收敛消失。躁扰波的存在是烦躁焦虑脉象的表现形式。躁扰波是一种高频、紊乱、不协调的振动波，指感麻涩，心理感受是内心的烦乱感，属整体脉象感受方法。烦躁谐振波的特点，是高尖的波，振手力度比较大，有扎手感，左关上明显。烦躁焦虑脉象的产生与心有很大关系，寸脉数，但脉形不大。烦躁相比于心烦脉象多一种想要向上向外发泄的冲动感，脉象在寸上感觉最明显。烦躁焦虑状态的患者一般睡眠不佳，诊脉时若沉取涩滞的话可能多噩梦，这与心理曾经受伤的患者沉取的涩感是截然不同的。动可以从整体脉象感受，其中双寸动的比较明显。但是真正的临床辨识不当拘于部位，也不当拘于上、热、进多退少等的脉象要素特征。最后，尺脉是根本，严重的烦躁伤阴，尺脉会躁动且伴有血容量的不足，以左尺部多见。

烦躁焦虑的原因多种多样，患者的个性因素在烦躁焦虑的发生过程中尤其重要。临床发现往往是平时缺乏耐性的人更易出现烦躁焦虑情绪，有时是因为周围的环境，比如遇见了不喜欢的人，却又不得不虚与委蛇，有时是因为事情繁重，有时是因为外界天气炎热等。烦躁有虚实两端，虚烦的脉象要素偏阴性。烦躁脉，不仅仅是心中烦闷，还有身体躁动的趋势，原因可内可外，本身的疾病、外界刺激都有可能。当代脉法对于心理紊乱状态脉象特征的把握，首先是对谐振波进行辨识，运用人体手指的振动觉直接撷取脉搏信号，提取出烦躁焦虑状态的谐振波，按至脉管，辨察脉搏、脉管壁、血流等的脉象信息，寻找与疾病相关的各种信息，如病位、病机衍化、预后转归等，以便处方用药，这也是可适用于所有心理问题的脉象辨识的普遍规律。

（二）惊悸不安状态脉象特征

惊悸不安状态的脉象特征主要表现为来疾去疾、脉来动摇、驶、疾、刚、敛、细、直。惊悸不安状态的脉象特征有：特定出现在尺部；由于恐则精却，精神极度紧张而引起血管收引，管壁变得拘紧而细直，脉搏沉潜向下，造成脉沉的特有征象；在血流的冲击下，壁上附有一种极细的震颤感觉；脉搏搏动的高峰一掠而过，高峰期间脉管带有一种近似横向摆动的紧张惊悸感；脉搏高峰过后，周围局部组织传导的振动波极快地向脉管方向收敛消失，出现一种振动消失的空寂感。各方面脉象的综合指感使人产生一种近似恐惧、紧张而缩成一细条，有"哆嗦"的形象感觉，这是恐惧脉象独有的特征。

惊悸不安状态是因各种病因所扰的心理应激反应，因此，它的典型脉象特征可用一个字来概括——"动"。表现为脉搏波传导过程中所伴有的谐振波相对杂乱，呈现多频率、多振幅性，如同喷涌的泉水伴随着激昂的音乐骤然起落，动荡起伏变化。其背景脉是指除惊悸"动"的特征外，整体的感觉如脉位、体、搏和血流等都会体现出异常，表现为脉数、血流疾急、势促、不稳，重点体现在"不安"上，即其波峰到达时的不稳定、振荡感，如荡秋千一般，此时脉整体为来疾去疾，到达高峰的时间很短。

惊悸不安状态脉象特点也体现了个性，个性往往决定了心理疾病发病的倾向性及对某些心理刺激的易感性，对心理疾病的辨证治疗意义重大。惊悸不安状态脉象多见于胆小之人或精细敏感、易于担心之人。患者心理处于高度负荷状态，表现出一种绷急的状态，桡动脉血管处于收缩状态，所以脉管壁显示张力较高，表现为"刚"。其脉多敛，表现为血管壁搏动周向扩张不利，回缩动度加大，且"脉形如循丝"。由于惊恐具有固定的目标，总是在关注且担心某件事情或人，脉体在敛紧的基础上显示出直挺之态。脉势给诊者以惶惶恐恐、时时惊惧的心理体验。惊悸不安状态脉象悸动，表示谐振波的增加。脏腑发生病变，器官功能降低，血液循环不佳，阻力大增，甚或振动频率改变而不能与谐波形成共振，则与其相同共振频率的谐波必然大受影响，故脉波频谱也将改变。惊悸不安状态可导致频谱的改变则在脉象上反映出"动"的征象。

（三）郁闷不舒状态脉象特征

郁闷不舒状态的脉象特征主要表现为动、短、粗、凸、热、滑、疾、上、涩。局部表现为"怒脉"，为左关附近的振动，周围组织伴随愤怒的情感而局限膨胀隆起，指下血管壁和局部组织产生共振现象，使脉搏显得洪大而有力，同时脉象显示出去象势能不及的特征。患者情怀素郁，不善言语，遇事不能及时进行心理宣泄；或虽然个性开朗善言，但由于矛盾的对方实力太强，而不得不强忍愤怒。心理压力不得宣以致不舒，表现为左关谐振波增多，给诊者一种麻涩不适的心理体验。个别的患者也可以在其他单部脉象出现这种麻涩感；长期郁闷不舒，气血运行不畅，多表现为左关脉势涩缓；有情志郁闷史、生气不得发泄而致气机郁结，左寸多见，伴随左关脉出现"凸"的要素，形成聚关脉。较长时间的气机郁结不畅，导致血管壁高频率谐振波增多，时间既久，这种特征脉象可以表现在双手寸口各部。脉的起始段和搏动最高点出现抖动的"躁动"之象，是血管高频率谐振波增多的缘故。此外"缓""滑"表征患者为土形体质，是郁闷不舒情志状态的体质基础，对判别郁闷不舒状态患者也起到重要作用。郁闷不舒状态的患者气机郁滞不畅，脉短，易于情志郁结，思维愚钝也是郁闷不舒状态的基础体质成分之一。郁闷不舒状态持续较长时间可有衍化脉象，最常见的是粗、凸、热、滑，此4种脉象特征往往相伴出现，表现为在上述麻涩感的基础上，根据肝郁克犯部位的不同，而出现相应脏器在寸口反映部位的血管扩张，从而显现"粗"的特征；气机结滞于不同脏腑则相应脉诊部位显现出圆包样凸起；气结化热，局部的新陈代谢增加则相应部位出现热辐射感；气机郁结、水液运化不利则脉滑。肝气郁结化火，结滞于肝胆，则在左关脉麻涩的基础上，进一步形成凸和热辐射感，给诊者以欲抗争而不能的心理体验；肝气郁结犯胃者，表现为左关脉麻涩及右关脉粗、凸、热感；肝木乘脾者，表现为左关脉麻涩及右尺脉粗、凸、滑和热辐射感；肝木侮金者，表现为右寸脉粗、凸、滑和热辐射感；肝气郁结化火，气火下溜从小便而出者，表现为左尺部粗、凸、滑和热辐射感。衍化脉象特征还有疾、上、动、凸、涩。性格急躁且善抗争者，则肝火上炎，常表现为左手脉血流传导速度加快的"疾"；脉体超出腕横纹，出现整体的三部脉位向远心端移位；且伴有寸部脉"热"，而尺部脉"寒"，寸部相对变粗而尺部相对变细的现象。肝郁气滞，血液运行不利，结聚于局部，则易出现相应部位的结节、肿块等，表示相应部位（如所定位的乳腺、甲状腺等）有质地较硬的凸起。气机郁结，血行不利，血瘀者则出现血流涩滞不畅，这是经典意义上的涩脉，与单纯肝郁脉出现的脉势麻涩感的谐振波不同。

（四）思虑过度状态脉象特征

"思"是思考、考虑之义，表示学习过程的认知活动。思虑过度指过度地苦思冥想，凝神敛志的过程。适当的思虑思考是人类生活工作所必要的，但是一旦超过了一定的生理限度，就会对机体产生伤害导致疾病发生。根据思虑内容的差异，还有"神劳""劳心""忧思""悲思""操劳""操持""心有所系"等称谓。思虑过度状态的脉象特征多体现在曲、来、细。在临床中发现，凡是当人们对某种事物特别挂念、惦念时，如特别关注工作等，桡动脉往往向内侧桡侧腕屈肌贴近，这表示该人有劳心过度的现象，同时脉象显示整体脉过细、收敛。因个体劳神过度，心脾两伤者则来象势能不足，思虑操劳则脉象细。其整体脉象特征表现为脉象郁滞不畅，脉象要素体现为"内曲"。

（五）精神萎靡状态脉象特征

精神萎靡状态的脉象特征多体现在来缓去缓、深、短。来缓去缓主要表现为脉搏的上升支和下降支陡度变小，整体脉搏波波峰不至，峰顶低平圆钝，劳神过度，心脾两伤者则来象势能不足；而心情受到压抑又不做抗争，时间既久则脉象显示出去象势能不及的特征。极度心理疲劳，导致脉搏起始段无力，尤其是上升支有迟缓怠慢的感觉，主要在右手脉的起始部位。患者精神萎靡则神气不足，阳气亏虚，鼓动乏力，脉搏沉降有余而升起不足，且患者见短象，神劳过度，气血耗伤，无力推动血行则出现脉短。脉短之人，易于情志郁结，或思维愚钝等，容易为琐事所累，久而久之也可能出现精神萎靡状态。精神萎靡状态整体脉象迟缓怠慢，脉象来象势能不足、多进少退多。

表 2-1　5 种心理紊乱状态脉象要素特点

心理紊乱状态	脉象要素特点
烦躁焦虑状态	动、数、高、短
惊悸不安状态	来疾去疾、脉来动摇、驶、疾、刚、敛、细、直
郁闷不舒状态	动、短、粗、凸、热、滑、疾、上、动、凸、涩
思虑过度状态	曲、来、细
精神萎靡状态	来缓去缓、深、短

第三节　"脉治相应"的辨治体系

一、脉象特征辨识为临证关键

中医学辨证论治包括辨证和论治两个过程，是中医学认识疾病和治疗疾病的基本原则和基本特征之一。辨证即辨别证候的过程，就是把四诊（望诊、问诊、闻诊、切诊）所收集的症状、体征，通过利用中医学原理分析、综合，辨明体质、个性、病因、病位、病性和预后转归，概括判断出某种性质的"证候"，反映机体在疾病发展过程中某一阶段的病理本质。论治是根据四诊所获得的客观证据对疾病发生发展及结局系统过程流的回溯，从而发现疾病病因、病机等关键所在，由此制订出相应的治疗措施。因此，进行临床辨证辨病的前提是掌握精准的诊断方法；而当某种诊断方法足够精准化、客观化时，便可以脱离患者的记忆追溯，做到客观化调查取证，对疾病实现过程诊断。脉象作为诊断疾病的客观证据，具有整体性和层次性，其整体性和层次性由疾病的整体和层次所决定，由此使得脉象具有能够全面反映疾病"证"的特点。

系统辨证脉学在继承传统脉学的基础上，突破《脉经》"形态比拟"的脉象认识方法，秉承《素问·脉要精微论》中"诊有过之脉"的主旨，通过血流动力学、血液流变学等物理学、现代生理学、认知心理学对脉搏信号的"位置特征""性质特征"甚至"量级特征"进行界定，形成了 25 对脉象要素；而后通过分析脉象要素之间的关系，缕析构成疾病因果关系的个性、体质、情志经历、病因病机、病位和西医疾病等，来表达疾病发生、发展和预后转归的"过程流"；针对"过程流"中的关键因素和环节，制订出脉象与心理紊乱状态相应、脉象与气机紊乱状态相应、脉象与痹阻经络相应、脉象与方药相应、脉象与针（灸、推拿）相应的集诊断、治疗于一体的"系统医疗"体系。

通过系统辨证脉学对体质、个性和藏匿"伏邪"的辨识，判断机体的生理状态及疾病易患趋向，制订出健康保健原则、生活和工作调养方法等调养方案，最终形成以"脉象要素"临床诊断为核心的、以获取临床最佳疗效为目的的系统治疗方案。系统治疗方案是集中医内治法、中医外治法、西医治疗、心理治疗、社会调适于一体的治法体系。各种治疗体系之间不是相互分割的，而是相互联系的，针对脉象系统的各个层次，辨别机体失稳态的各个层次，有机地融合进针对疾病"时间－空间"的整个治疗过程中。

系统辨证脉学在临床辨证论治过程中，首先要对脉位、脉形、脉搏波、血管壁、血流等等内容进行特征提取，并根据物理学、认知心理学、神经科学等基本知识，在继续沿用一部分传统脉象命名的基础上，对脉象特征进行分析解构、定性定量，最终形成 25 对脉象要素。脉象要素是一种客观存在，能够为人类所感知，是整体状态之下脉中具有独立特征的"象"，是脉中的固有信息，是脉象系统最基本的构成单元。脉象要素由单一因素构成，表示某种物理现象，能够用物理学语言来表达，并可以进行定性、定量分析研究。脉象要素的存在不是孤立的，是以整体脉象背景、脉管周围组织、"中和之态"的脉象特征为参照，并受到整体脉象特征、局部脉象特征和其他脉象要素的制约，而出现被凸显和削弱的效应。特定脉象要素与机体内部因素是一一对应关系，而且在不同个体中所对应的意义不变。

单个的脉象要素可从时间、空间上表征机体气、血、精、津、液等精微物质及五脏六腑的不同状态。脉象要素之间相互联系，共同表征出上一级的机体状态，通过不同脉象要素的组合形成不同的脉象系统，分析出人体的个性、体质等特点，或在疾病辨证中得出不同的病因病机理论，进而准确论治，形成独特的治疗方案。

二、层次脉象系统确立疾病过程

脉象系统，是系统辨证脉学提出的名词，是一个客观存在，是多个脉象层次或要素相互联系、相互作用而构成的体系，用以表征人体体质、个性等生理特点、心理状态和疾病发生、发展、变化的内在机制的脉象集合。脉象系统对机体的表征是整体性的。在生理状态下，脉象系统是对机体整体状态的说明，包括体质、个性、机体发展趋向等；在疾病状态下，是对疾病过程流的客观说明，包括不良心理经历、不良生活和工作经历、环境对机体的影响、发病诱因、疾病发生发展的机制、局部病变部位和性质、症状、发展趋势及预后等与疾病有关的所有因素。脉象系统完全能够阐释清楚机体的生理、病理状态及二者之间的关系。

脉象层次是脉象系统直接分化出的子系统，可以表征机体生理或病理功能状态的不同侧面。生理状态下的子系统表征人体不同的生理侧面，主要有体质脉象系统、个性脉象系统、代谢脉象系统、生活和工作习惯脉象系统，通过这些子系统的相互联系、相互作用，从而表征出个体最完整意义上的概貌。疾病状态下的子系统代表不同的病变侧面，并且这些不同的子系统在疾病过程中具有前后时序性，包括病因脉象系统、病机脉象系统、病位脉象系统、疗效评价脉象系统等。这些不同的子系统又可以分化出许多个下一级子系统，如病因脉象系统又可以分化出外感邪气、饮食不节、七情内伤、劳倦失宜等子系统。

脉象要素表示机体失衡的多个功能或结构的点或段，其多表征临床的某一症状和体征，一般不具备独立诊断功能；脉象层次表示机体失衡的某一方面，每一个层次仅能诊断自身所代表层次的状况，其表征是临床证候，反映了疾病所处时间或空间的某一证，具有片面性，不能反映疾病的整体状态；脉象系统由多个系统层次的相互作用而形成，表征整个疾病的发生、发展和变化过程，反映病机状况。经过脉诊过程之后，脉象要素、脉象层次和脉象系统三者得出的结果分别是症状诊断、证候诊断和病机诊断，代表着临床辨证治疗的 3 个层次。相同的脉象要素、层次可构成不同的脉象系统，不同的脉象要素、层次可以构成相似的脉象系统。

中医学认为，疾病是整体功能状态失调在局部的反应，是一个生命过程流。因此，在诊脉时，既要诊察疾病当前所处的证候状态，又要对疾病发生的潜在原因和诱因、疾病的演变和预后进行诊察。因此，要将脉象系统分化出不同的子系统，将疾病的因果关系、发展序列等揭示清楚，以服务于临床辨证论治的各个环节，使其成为一个无法替代的客观证据网络。

三、"脉治相应"一体化诊疗体系构建

要想治疗疾病，首先要找出疾病的病机、证候，而若要探寻病机、证候之所在，就要寻找出实实在在的客观证据（主要是体征），依照这些客观证据所示进行剥茧抽丝地推理，推导出疾病整个过程和主要病因、病机，然后进行"审因论治"或"方因证立"。

系统辨证脉学的目的在于通过诊察脉象之所得，总结梳理出疾病发生主体的体质、个性，疾病发生的病因、病机过程，从而服务于疾病的判断分析与治疗。脉象要素、脉象层次、脉象系统与疾病的病因、病位、证候、病机之间具有明确的指示关系，正是因为这种指示关系，使得脉象能够成为辨证的指示灯，我们称为"平脉辨证"规律，在此规律下进行的辨证论治过程，称之为"脉－证－治"一体化诊疗体系。

"脉－证－治"一体化诊疗体系的构建要遵循4个原则。一是根据脉象所体现出的整体特征选定治疗原则，如脉象整体的热、数、疾、强表示邪热内蕴的病机，可以确定治疗原则为祛邪、清热。二是根据脉象体现的病机层次对治疗方法进一步细化，如在以上脉象特征基础上，脉下、热、滑、右手明显，就表示此为邪热侵及下焦的大肠湿热，如此即在清热治疗原则的指导下，选择清理大肠湿热的方剂内服，如葛根芩连汤，或选择丰隆、百会、曲池等穴位进行针灸治疗；如果在以上整体脉象基础上，出现的是脉上、热、滑、寸部麻点样的凸象，表示邪热蕴积上焦，可以选择清理上焦肺热的方剂内服，如泻白散，或者选择太冲、太溪等穴位针灸治疗，或者选择中药足浴疗法引火下行；如果

是在整体基础上出现脉枯、涩、细，则表明火热伤阴，可以选择清热养阴方剂内服，并指导患者平素的饮食起居。三是根据脉象所体现出的病机层次关系进行方剂药物配伍调整，如脉象特征热、数、疾、强明显，而枯、涩、细较轻，表示邪热重而伤阴轻，这时处方中清热药味剂量要大于养阴药味；反之，则养阴药味剂量大于清热药味。四是根据脉象要素进行个别药物和穴位加减，如脉象整体热、数、疾、强，层次脉象上、热、滑，而寸部麻点样的凸象特别明显，则表示咽喉部感染较重和颌下淋巴结肿大，这时应该在所选定方剂基础上酌情加入牛蒡子、板蓝根等清热利咽之药，或选择双耳尖、少商点刺放血。根据以上 4 项原则，灵活选用方剂和调整方剂的组成，与病因、病机和症状形成丝丝入扣的严密对应关系，从而提高中医药的疗效。

齐向华教授提出在疾病的发生、发展过程中，心理紊乱是疾病发生的本源和主导，并指出：外界因素刺激产生气乱窜经衍化风、火、痰、瘀、虚的病机；气变和经络脏腑相合，发为不同的疾病。由此，齐向华教授利用系统辨证脉学搭建了疾病发生、发展和转归的"证据链"，针对"证据链"中的关键因素和环节，进行精准诊断与针对性治疗，构建了全新的辨证体系。根据此辨证体系中的证据链节点，分化出"脉－心－治""脉－气－治""脉－经－治"相应的辨治体系，针对临床疾病与证候，形成了集预防、诊断、治疗、康复于一体的中医疾病防治体系。

（一）"脉－心－治"相应辨治体系

人是"形与神俱"的复合体，具备自我意识和高级思维能力，由于当前社会、工作、生存环境等变化，情志类疾病的发病率越来越高。不同人对同一特定事件会产生不同的、带有明显个体差异的心理映射。从心理学角度上讲，这是因为潜在的应激源（事件）针对不同个体触发了不同的应激过程，使个体之间产生了具有明显差异的认知性评价，从而产生了不同的心理状态。

当异常情绪或心理信息维持足够长的时间，程度逐渐蓄积，心理紊乱的状态逐渐形成，便开始出现对机体"形"的层面的损害，只是未表现出症状或体征，或者处于中医学所讲的"无证可辨"的状态，但是已经形成了相对稳定的潜性病机。当机体遭受六淫、七情、饮食劳倦等致病邪气时，潜性病机被触发，发为相应疾病；疾病一旦发生，其临床的发展、变化及预后转归均受潜性病机的主导；整个病变过程的核心在于心理紊乱主导下的躯体化疾病。齐向华教授将这种在情志伏邪作用下，出现"神"的紊乱、"形"的损伤的状态称为"心理紊乱状态"，其主要病因和潜在病因是情志内伤、心理紊乱，具有相对独立的病机理论及诊疗特点。根据个体心理内容、对机体造成的潜在损伤的不同，主要分为5种：郁闷不舒、思虑过度、烦躁焦虑、惊悸不安、精神萎靡。当5种心理内容持续存在时，则形成5种心理紊乱状态：郁闷不舒状态、思虑过度状态、烦躁焦虑状态、惊悸不安状态、精神萎靡状态。5种心理紊乱状态可以合并存在，也可以互相转化；每种状态都具有独立的导致疾病发生、发展、变化的过程流。

系统辨证脉学可以探索客观、准确和直接的心理学信息、经历及目前的状态，从而指导临床诊断与治疗。心理脉象的诊察方法与传统的以躯体疾病为主的脉诊法不同，具有显著特征的心理脉象通常在较浅部位获取，更多的是附着在桡动脉血管壁及其周围，因此，如果用力按压桡动脉则心理脉象特征就会消失。心理脉象特征分为脉形和脉势，传统脉象对心理的描述注重的是脉形、脉位，但这些往往是心理变化导致的间接脉象特征，其直接的脉象特征是脉势。所谓脉势是脉搏在进退、收扩运动的动态中所透射出的运动趋势和桡动脉搏动谐振波的频率和幅度，其成分具有复杂性。不同的情志变化在脉象表达上具有各自不同的运动趋势，与具有一定振幅和频率的谐振波具有一一对应的关系，通过不同脉势的表达，可以直接在诊者心中映射出被测试者的心理状态，在本书中都统一归类于"动"的脉象要素中。如怒志的突出脉象特点是与怒相对应的谐振波的出现。

1. 郁闷不舒状态

郁闷不舒状态属郁证情志类狭义范畴，是指患者自觉心情压抑不舒畅，不能痛快表达自己情感的一种状态，持续时间长，有一定的稳定性，并且心理活动内容有别于常态。古籍中常将郁闷不舒作为病因论述，郁闷不舒既可以作为疾病发生的诱因，也可以作为引起疾病发生的主要病机。郁闷不舒状态是患者非正常的心理内容，不仅影响昼日的生活工作和生理功能，而且影响气血在夜晚的运行，随着病情的迁延，结合患者不同的个性和体质会发生多种病症，最终导致全身气血阴阳紊乱。并且郁闷不舒与情志关系极为密切，如《医经溯洄集》说"郁者，滞而不通之义"，《素问·举痛论》说"思则心有所存，神有所归，正气留而不行，故气结矣"。

郁有广义、狭义之分。广义的郁，包括外邪、情志等因素所致的郁；狭义的郁，即单指情志不舒为病因的郁。明代《医学正传》中明确提出了"郁证"的概念，此后，各医家根据情志不舒、气机郁闷的特点展开研究，正式确立了"郁证"的病名。我们所研究的郁闷不舒状态更偏于狭义的郁，是临床中常见的一种综合症候群。

（1）概述

古人认为郁闷不舒与外感、情志内伤等多种病因有关，但以情志之因最为多见。情怀素郁，不善言语，遇事不能及时进行心理宣泄；或虽然个性开朗善言，但由于矛盾的对方实力太强，而不得不强忍愤怒，心理压力不得宣泄，以致形成郁闷不舒状态。《吴医汇讲》曰："郁证之起，必有所因，盖郁致疾，不待外感六淫，而于情志更多。"《临证指南医案》曰："故六气著人，皆能郁而致病……七情之郁居多。如思伤脾，怒伤肝之类是也，其原总由于心，因情志不遂，则郁而成病矣。"《张氏医通》云："郁证多缘于志虑不伸，而气先受病。"

怒为肝之志，肝为刚脏，喜条达，主疏泄。适度的怒气外泄，有利于肝胆之气的疏泄，使人体之气升降出入和畅有序，有益健康。若怒而不泄，气机不畅，则肝气郁结，进而导致气滞血瘀、水停、湿阻、化热生火、伤阴等。

（2）脉象特征

主要表现为左侧关脉郁动，给诊者一种麻涩郁闷不适的心理体验。

若肝气郁结，郁而化热，则在郁动的基础上出现血流层热；若热邪化火，火性上炎，鼓动气血，则脉象在肝郁脉象基础上出现热、脉动不稳、疾、进多退少、高太多深不及等火热上炎的脉象特征；若火热之邪久羁，耗伤阴津则脉枯涩，以左尺尤甚。若肝气郁结、血行不利，则血流层脉涩，瘀血内停更加阻滞气机则脉沉。若肝气郁结，津液运行不利化生痰浊，则脉稠浊。若肝气郁结，水液运行不利，则脉稀、滑。

根据郁闷不舒、肝气郁结克犯脏腑的不同，从而出现相应脏器在寸口相对应部位的脉象改变等。如肝气郁结化火，结滞于肝胆，则在左关脉麻涩的基础上进一步形成粗、凸和热辐射感，给诊者以欲抗争而不能的心理体验；肝气郁结犯胃者，表现为左关脉的麻涩及右关脉的粗、凸、热感；肝木乘脾者，表现为左关脉的麻涩及右尺脉的粗、凸、滑和热辐射感；肝木侮金者，表现为右寸脉的粗、凸、滑和热辐射感；肝气郁结化火，气火下溜从小便而出者，表现为左尺部的粗、凸、滑和热感。

郁闷不舒状态的心理活动时间与脉诊表现活跃度是一致的，年久者的郁闷谐振波脉位会偏沉；时间较短者，脉位偏浮，谐振明显。郁闷不舒状态患者久经不治出现肝郁化火或肝横克脾或木火刑金的病情迁延表现，同样可以在脉象上找到相应的改变。

（3）治法方案

郁闷不舒状态的始动病因是事不遂心，无所发泄，情志抑郁不舒。气机郁滞在郁闷不舒发病中占主要地位。肝喜条达，最忌郁滞，如果所求不遂、郁怒焦虑、情志怫郁，导致肝气郁结，气机郁滞不畅，则发为本病。《内经》中有"木郁达之""肝欲散，急食辛以散之"的论述。因此，郁闷不舒状态的首要治疗原则为疏肝解郁、理气行滞，常用如防风、羌活、独活、柴胡、升麻、川芎、麻黄、荆芥等辛散上升药物，使气机复于流通，气郁自然而行。

临证根据衍化病机的不同，在疏肝理气基础上，"虚则补之，实则泻之"。如肝郁化热者，当疏肝理气、清透郁热，加石膏、黄连、连翘、栀子等；化火者，当急则治其标，先清泻肝火，加羚羊角粉、生龙骨、生牡蛎、川楝子等，后缓则治其本，即疏肝解郁；伤阴者，当在疏肝解郁、清泻肝火等治疗的基础上滋补阴液，加当归、白芍、熟地黄、沙参、麦冬等。若肝气郁结、血行不利者，则当疏肝解郁、理气活血、化瘀通络，加炒桃仁、红花、丹参等。若肝气郁结、化生痰浊者，当疏肝解郁为先，同时燥湿化痰，加石菖蒲、白芥子、莱菔子等；水液代谢不利者，当兼用利水方案，加用茯苓、泽泻、猪苓、萆薢等药物。

综上所述，郁闷不舒状态的核心病机在于肝气郁结，在此基础上出现化热、肝火上炎、伤阴、血瘀、痰浊内生、水停等病机衍化，治疗当在疏肝理气的基础上，适当加以清热、泻火、养阴、活血、燥湿、利水等方法，总以疏肝理气为首要。

治疗手段当不局限于药物疗法，针灸、推拿、导引、按蹻、祝由皆是行之有效的治疗方法，因此药物疗法、经络疗法与情志疗法相结合，使用得当，方可相得益彰，治疗效果更臻明显。

2. 思虑过度状态

"生病起于过用"，正常的思虑是日常生活和工作的需要，一旦超出了正常限度则成为思虑过度。过度苦思冥想、凝神敛志的过程，可以作为一种状态而存在一段时间，对人体持续发生作用，我们称之为"思虑过度状态"。

（1）概述

现代心理学上讲"思"是人体对外界事物学习过程的认知心理活动，是人类的本能。关于思的论述，自《内经》以来，多有记载，但并未形成较完整的理论和治疗应用体系。现代社会加在个体身上的各种压力越来越大，如学业压力、工作压力、住房压力、养老压力等等，因过度思虑诸多压力而产生的心理压力使相应的心理疾病和躯体疾病的发病率也升高，即"思志致病"，影响机体正常的生理活动，导致疾病发生。

由于不同个体的先天禀赋不同，特别是后天生活条件、生活环境、所受教育及所从事的实践活动的差异，加上每个人的主观努力不同，所以不同个体"思"的品质就有明显的差异。如思路广阔的人，能够全面地看问题，着眼于事物的联系和关系，从多方面分析问题，善于发现问题的本质；思路狭窄的人，思考问题时容易片面和狭隘，常常把部分当作整体，容易犯以偏概全的错误；善于思考问题的人，总是通过自己的努力去寻求答案，既不迷信权威，也不主观自恃，不怀疑一切、否定一切，能够独立思考，如此等等。所有这些差别，都属于正常现象。但是，一个人一旦患有某种疾病或处于某种特殊的情绪并持续一定的时间，其"思"的过程就会出现种种异常的变化，甚至导致各种疾病的发生。思对人体气机的损伤主要为"思则气结"，使内脏气机升降失调，气血紊乱。如《素问·举痛论》说："思则心有所存，神有所归，正气留而不行，故气结矣。"

思虑过度状态的基本病机为气机结滞，在气机结滞的基础上最容易出现化热、血瘀、水停、痰结、阴津受损、耗血伤精、积久成劳等几个方面。在脏腑方面，最易伤心脾，也涉及肝、肺、肾及气血阴阳的病理改变而导致多种疾病的产生。正如《景岳全书》所说："思则气结，结于心而伤于脾也，及其既甚，则上连肺胃而为喘咳，为失血，为噎膈，为呕吐，下连肝肾则为带浊，为崩淋，为不月，为劳损。"

（2）脉象特征

思动，脉搏起伏过程中左手脉搏谐振波增多而杂乱，给诊者内心艰涩苦楚的心理感受，此为古人所说的脉"结滞"。

根据患者思虑过度内容的不同，脉象在思动的基础上又有不同的特征。来缓去疾：右手脉搏上升支升起速度减慢而怠缓，而到达脉搏搏动最高点后难以持续一定时间，即迅速回落到基线，给诊者以内心疲惫，做事缺乏激情的心理体验，为"忧愁思虑脉"。对亲人的健康、子女的学习或工作状况时刻不停地惦念牵挂、关注，则其左手脉象常表现出向尺侧腕屈肌腱弯曲贴近。萦思不断，钟情迷恋，心无旁骛地要实现某种目的，出现左手脉周向扩张后停留时间过短而迅速回缩的"敛紧"特征。脑中经常不自觉地出现某种思想，甚至是不现实的、虚幻的想法，而表现为强迫性思维，脉象多表现为右手关、尺脉周向扩张幅度的减小显示出"挺直"的特征，为"志意持定脉"。

平素性格急躁之人，若思虑过度，气机内结，郁滞化火，火性炎上，裹挟血液上冲，出现脉象越过腕横纹向鱼际方向上窜，则脉上。气机结滞，水液运化功能失常，水湿内停化痰生饮则脉滑。思慕过度，下焦相火时时动越，白淫下注，则脉下，并常常伴有该部的脉搏压力强、脉形粗的改变。若曲运神机，殚精竭虑，耗伤心气，心气不足，则主血脉鼓动血液运行无力，出现脉起始段怠，血流速度缓。若思虑过度，耗伤阴血，则左关及左尺脉枯涩。

（3）治法方案

思虑过度状态的发病基础在于思虑的个性或应激性的思虑事件，原发病机为气机结滞，故散气调神，解除致病之机当为思虑过度状态治疗的首要任务。通过对古代治疗情志类疾病的方剂进行筛选和临床试验发现，《金匮要略》之半夏厚朴汤不仅直接作用于思虑过度状态之气结，而且对于调节这种紊乱状态下的不良心境也有很好的作用，为治疗思虑过度心理紊乱状态的最佳有效经验方剂之一。

半夏厚朴汤出自《金匮要略·妇人杂病脉证并治第二十二》，文曰"妇人咽中如有炙脔，半夏厚朴汤主之"。《医宗金鉴》对该方的主治和作用机理做出了解释："咽中如有炙脔，谓咽中有痰涎，如同炙脔，咯之不出，咽之不下者，即今之梅核气病也。此病得于七情郁气，凝涎而生。故用半夏、厚朴、生姜，辛以散结，苦以降逆；茯苓佐半夏，以利饮行涎；紫苏芳香，以宣通郁气，俾气舒涎去，病自愈矣。此证男子亦有，不独妇人也。"在历代医家的论述中，半夏厚朴汤虽主治梅核气，但辛苦调气散结，开气之郁结，能直接针对思虑过度状态的原发病机，为治疗思虑过度状态之气结的针对性方剂。

另外，通过临床观察发现，半夏厚朴汤证患者不仅可以表现为咽喉部不适，也可以表现为其他形式如胃脘部位的胀满撑胀感、颈肩四肢的拘急等躯体化障碍，这些症状虽属于患者的主诉，但在这些症状和体征的背后却有某种优势思维观念和心理紊乱状态作为强力支撑。通过中医心理学辨证，这种优势思维观念即为思维定持状态，导致的直接后果就是形成思虑过度心理紊乱状态，从而产生一系列的临床症状和心理认知等方面的变化。而半夏厚朴汤不仅能够辛散气结，还能够有效地改变思虑过度状态患者关注面狭窄、时时过度担忧的思维定持的心理状态，从而使患者把自己的注意力逐渐从不适当的定持中转移出来。患者的心理紊乱背景解除，气机得以调畅，则思虑致病发生的扳机消失，人体阴阳自然归于平和。

临床当根据患者思虑过度内容和病机衍化的不同，在解思定虑基础上进行适当方案调整，"虚则补之，实则泻之"。若忧愁思虑者，当在解思定虑的基础上加用解郁安神的药物，如合欢花、檀香等。志意持定者，在解思定虑的基础上加用调理志意的药物，如柏子仁、远志、羚羊角粉等。若化火上逆者，当先以清火降逆为主，待标除后方可解思定虑。水停痰生者，解思定虑，行气利水，燥湿化痰。若下焦相火妄动者，则解思定虑，清下焦相火，升清降浊，并嘱患者节制欲望。若过度思虑导致心气耗伤者，当先以补气养心为主，待心气充养后，再行解思定虑。阴血耗伤轻者，可在解思定虑基础上加用养阴血的药物，若阴血耗伤重者，当先以补养阴血为主，兼顾解思定虑。

思虑过度状态下常常伴有心理行为的改变，多表现为无故担心害怕、过分担忧，总是处于忧愁之中；做事不如以前积极主动，做事效率下降，越来越缺乏耐心，半途而废，难以坚持到底；过度关注某些事情而不能自已；自觉劳累，不愿与别人交谈；遇事顽固，爱钻牛角尖；心中烦乱难以平静，不愿被外界打扰。诸如此类，多为"思则气结，结于心而伤于脾也"，治疗上应多注意心理辅导、心理治疗，药物在半夏厚朴汤的基础上，适当加用具有愉悦心情、畅达情志的药物，如郁金、合欢、菖蒲、远志之类。

3. 烦躁焦虑状态

烦躁焦虑状态是一种心理紊乱状态，患者心境不良，自觉心中烦闷不舒、情绪不安，事事不如意，急躁易怒，甚至出现行为举止躁动不宁、焦虑不安。《三因方》指出"外热曰躁，内热曰烦"；《医学统旨》所谓"虚烦者，心中扰乱郁郁而不宁"，其甚者则"神志躁动"。情绪表现为心中扰乱，郁郁不宁而烦躁易怒，在焦躁的心理情绪之下，患者躯体行为表现出不安宁，肢体躁扰，反复颠倒，懊侬烦心。

（1）概述

烦躁与焦虑是机体的自我感受，是人类普遍出现的情绪反应，适度的烦躁与焦虑对机体及日常生活都有一定的益处，但当来自社会交际、个人生活、日常工作等各方面的因素对人体不断刺激，正常的烦躁焦虑情绪会在反应强度和持续时间上被增强、增加，这种变化既不是明确的精神心理障碍，更不是生物学意义上的疾病，只是造成心理、躯体上的不适或异常。有些学者将这类烦躁焦虑情绪称为"非典型焦虑"，是介于正常烦躁焦虑情绪与焦虑症之间的一类状态或一个过程，它的发生、发展常与社会、心理等因素密切相关，属于亚健康心理领域的研究范畴。随着烦躁焦虑情绪强度的增加或时间的延长，这种"非典型焦虑"可能会演变为病态性焦虑症，使机体的生理、心理出现障碍，进而造成严重困扰。因此，对于"非典型焦虑"这种心理亚健康状态应该引起足够的重视，及早、及时地进行干预和疏导，可防止其进一步转变为精神、心理障碍，甚至是严重的心理精神疾病，最终危及人体心身健康。

综上所述，焦虑可以从一般的情绪逐渐发展成为一类疾病。首先，烦躁焦虑是正常人出现的短暂的心情烦闷、躁动、焦虑不安等情绪反应；其次，烦躁焦虑情绪持续一段时间，发展为对正常生活造成一定影响的烦躁焦虑状态；最后，烦躁焦虑发展演变为情志疾病。烦躁焦虑可作为一种状态存在，既可以是多种病因引起的结果，又可以作为病因而导致疾病的发生，这种互为因果、相互影响、共同存在的状态可使其持续存在，最终成为导致诸多疾病发生和维持的症结所在。

烦躁焦虑状态的病机复杂，可为热邪扰心、心神不安，阴血亏虚、虚火扰神，阳气浮越、沉潜不利，气血两虚、心神失养等。

（2）脉象特征

烦躁焦虑的原因多种多样，患者的个性因素在烦躁焦虑的发生过程中扮演了很重要的角色。临床发现往往是平时缺乏耐性的人更易出现烦躁焦虑情绪。有时是因为周围的环境，比如遇见了不喜欢的人，却又不得不虚与委蛇，有时是因为事情繁重，有时是因为外界天气炎热等等。烦躁有虚实两端，虚烦的脉象要素偏于阴性。烦躁脉，不仅仅是心中烦闷，还有身体躁动的趋势，原因可内可外，本身的疾病、外界刺激都有可能诱发。

烦躁焦虑状态患者的脉象主要表现为动、数、高、短。

躁动，是一种高频、紊乱、不协调的振动波，指感麻涩；心理感受是内心的烦乱感。烦躁动波的图形特点是高尖的波，振手力度比较大，有扎手的感觉，双寸脉明显。烦躁焦虑脉象的产生与心有很大的关系，寸脉数，但脉形不大。烦躁相比于心烦脉象多了一种明显想向上向外发泄的冲动感，表现在外候上，烦躁焦虑状态的患者多了一种烦而躁的感觉，并且必有发泄的途径。脉象在寸上感觉最明显。躁多有密密麻麻，交替棘手的感觉。烦躁焦虑状态的患者一般睡眠不佳，诊脉时若沉取涩滞可能多噩梦，这与心理曾经受伤的患者沉取的涩感是截然不同的。

动数：脉率快，一般来说，烦躁程度越严重，脉数越明显；烦躁的脉率一般在每分钟90次以上。

高：烦躁脉是浮于整体脉管之上的，轻取即可，敛降不深。

短：每搏传播距离短，往往是脉搏波在达到高峰后下降支未结束，下一脉搏已启动。

但是真正的临床辨识不应拘于部位，也不应拘于上、热、进多退少等的脉象要素特征。最后，尺脉是根本，严重的烦躁伤阴，尺脉会躁动且伴有血容量的不足，以左尺部多见。

热邪扰心、心神不安者，则脉躁动、热、强、脉搏波进多退少、血流速度疾。阴血亏虚、虚火扰神者，则脉躁动、热、弱、刚、左尺枯涩、沉。阳气浮越、沉潜不利者，则脉躁动、刚、浮、散、粗、弱、血管壁热、血流层寒。若气血两虚、心神失养者，则脉躁动、弱、散、稀、高不及深太过、怠。

（3）治法方案

《内经》曰："上古之人，其知道者，法于阴阳，和于术数，食饮有节，起居有常，不妄作劳，故能形与神俱，而尽终其天年，度百岁乃去。"《黄帝内经太素》中载："人能不劳五脏之气，则五神各守其脏，故曰神脏也。贼郎反。若怵惕思虑，悲哀动中，喜乐无极，愁忧不解，盛怒不止，恐惧不息，躁动不已，则五神消灭，伤脏者也。"因此要在注重"形神合一观"的基础上，平调阴阳，调节脏腑气机升降，追求动态中的阴阳平衡，从而疏通经脉，调节脏腑功能，这是治疗疾病的基本原则。

①祛除邪气，清肝泻火。烦躁的主要病机是阴虚内热和气阴（血）不足，清热养阴（血）和益气养阴（血）是治疗烦躁的重要基础。烦躁表面呈现的病机大部分以肝火、心火亢盛为主，肝火、心火为其本也。治疗应选用可清肝热、平心火的药物，使脏腑功能恢复，气血畅、血脉通，诸症得解，疾病自除。清热泻火且能入心经的药物，临床常用黄连、栀子、牛黄、莲子心、淡竹叶、朱砂等；清热泻火且能入肝经的药物临床常用龙胆草、夏枯草、羚羊角、黄芩、黄连、栀子、天麻、钩藤等。

②木郁发之，疏肝理气。肝五行属木，其气升发、条达，既不可抑郁又不能亢逆。肝用之为病，以实为主，以顺为补，肝体为病，以虚为主，以补为顺。肝用为病是因肝为风木之脏，性喜条达，主升发疏泄，故在清热平肝泻火的同时要顾及肝的生理特点，在清泻中不忘透解郁热，使热毒从上从表而解，这就是"木郁达之，火郁发之"的意义。另一方面，肝火旺盛多因情志不畅、郁热内蕴所致，肝经郁热不可单纯清泻，需在行气开郁的基础上进行，故应配合行气解郁的药物，临床常用紫苏叶、紫苏梗、柴胡、薄荷、香附、川芎、枳壳、羌活、防风、荆芥、陈皮、白鲜皮、桑白皮等等及柴胡疏肝汤、越鞠丸之属。肝体为病则侧重于滋肝阴之说，如临床常用滋水清肝饮之类。

③火为其标，兼顾辨候。本证火势迅猛、传变迅速，易出现热极生风、因热致瘀等变候。故在治疗上应以清热泻火为主，兼顾平肝息风、凉血和血、活血散瘀等。平肝息风临床常用羚羊角、天麻、钩藤、僵蚕、全蝎之类；凉血和血、活血散瘀临床常用牡丹皮、当归、赤芍、白芍、地骨皮、鸡血藤等等。

④前后分消，除邪务尽。攻伐祛邪，务必将邪毒祛除殆尽。除邪应使邪有出路，前后分消是常用的方法之一。一可通利小便，临床可用的药物有栀子、泽泻、滑石、车前子；二可选择通腑泻热法，常用大黄、芒硝等等。

⑤内外相参，多法并用。烦躁焦虑状态的治疗手段，不仅限于中药内服的方法，还可以采用中药熏浴、足浴、香薰疗法、针灸、推拿、导引等多种方式并举，以除烦安神。

4. 惊悸不安状态

惊悸不安状态是指患者在一定的时间内对事物过分害怕或对威胁的预期出现心中悸动，惊惕不安，严重者不能自主的神乱貌。属于身体和认知心理对威胁或刺激的过度反应，表现为由身体症状所支配的情绪性驱动反应或心理状态。惊悸不安状态由惊恐触动而发，并维持存在。

（1）概述

古代医籍通常将惊悸作为一种病因或症状论述。如《素问·举痛论》言"惊则心无所倚，神无所归，虑无所定，故气乱"；《素问·血气形志》言"形数惊恐，经络不通，病生于不仁"；《素问·经脉别论》言"有所惊恐，喘出于肺，淫气伤心……惊而夺精，汗出于心"；《严氏济生方》言"夫惊悸者……或因事有所大惊，或闻虚响，或见异相，登高涉险，惊忤心神，气与涎郁，遂使惊悸"；《素问·至真要大论》言"心澹澹大动"；《灵枢·经脉》言"心惕惕，如人将捕之""心如悬若饥状"；《伤寒明理论》论悸曰"悸者，心忪是也，筑筑惕惕然动，怔怔忪忪，不能自安者是矣"。

惊悸不安状态的基本病机是惊则气乱。一定范围内的惊吓、惊恐等情绪可以被机体调节和耐受，但"惊"超过一定限度，则会成为致病因素，影响机体正常的生理活动，其中最主要的是影响气机运动。《素问·举痛论》曰："百病生于气也。"惊悸不安状态的发生、发展、变化与气的运动失常密切相关。《素问·举痛论》云："惊则心无所依，神无所归，虑无所定，故气乱矣。"指出惊吓、惊恐等情绪可以影响气的运动，使内脏气机升降失调，气血功能紊乱而导致疾病发生。

惊悸病机复杂，与脏腑气血阴阳功能紊乱密切相关，涉及虚实两端。虚者为气血阴阳亏虚，心失所养，实者为痰瘀水饮阻滞，邪扰心神引起，以触忤心神为主要病机，病位以心为主，另可涉及肝、胆、脾、肾等脏，且实证和虚证之间可以相互转化或夹杂。

（2）脉象特征

惊悸不安状态是由各种病因所扰的心理应激反应，因此，它的典型脉象特征可用惊悸"动"来概况。表现为脉搏波传导过程中，所伴有的谐振波相对杂乱，呈现多频率、多振幅性，如同喷涌的泉水伴随着激昂的音乐骤然起落，动荡起伏变化。

暴受惊恐，心无所定，魂魄不依，导致机体的应激能力增加，则脉数；心神不定，脉搏的上升支和下降支的陡度变大和幅度变小，且在脉搏波达到最高端后持续的时间缩短，迅速下降，故出现来疾去疾之象。

因虚导致惊悸不安状态者，气虚则脉弱、散；血虚则脉稀、弱；阴虚则脉枯涩；阳虚则脉弱、散、寒。因实导致惊悸不安状态者，瘀血内停则脉涩；痰浊内生者则脉稠、滑；水饮内停者则脉滑、稀。

（3）治法方案

《素问·阴阳应象大论》曰"治病必求于本"，即谓治疗疾病时，必须针对造成疾病的根本原因进行治疗，这是辨证论治的基本原则。但又可根据疾病证候的不同，采用不同的辨证治疗原则。根据惊悸的原因，具体采取辨气之乱，调整气机；明辨精、血、津液之亏，补其不足；明辨痰、瘀、水饮，祛其实邪，从而靶向用药。

5.精神萎靡状态

精神萎靡状态即"少神"，又称为"神气不足"，是指患者的整个精神状态疲惫，表情淡漠，少言寡笑，对外界事物漠不关心，反应迟钝，目视茫茫，是轻度失神的表现，与失神状态只是程度上的区别，介于"得神"与"失神"

之间。可见于病情较轻或者恢复期患者，也可见于身体虚弱、劳累过度和郁证患者。

（1）概述

精神萎靡状态不仅可以作为一个结果，是由饮食失宜、情志失调、劳欲过度、久病体虚及个性因素等引起的机体一系列功能改变，还可以作为病因而导致失眠等其他疾病的发生，引起机体其他系统的病变。

精神萎靡状态病位在脑，涉及心、肝、脾、肾等多个脏腑，与精神神志有关，病理因素不外乎外邪、痰湿、水饮、火邪等因素，与脏腑气血阴阳功能紊乱密切相关。其病机复杂，但中医辨证应以神颓为主。上述因素最终导致的病理结果是气血亏虚，神机失用。

（2）脉象特征

怠，极度心理疲劳，导致脉搏起始段无力，尤其是上升支有迟缓怠慢的感觉，主要在右手脉的起始部位。来缓去缓，脉搏的上升支和下降支的陡度变小，整体脉搏波波峰不至，峰顶低平圆钝，劳神过度，心脾两伤者则来象势能不足；而心情受到压抑又不做抗争，时间既久则脉象显示出去象势能不及的特征。高不及深太过，神气不足，阳气亏虚，鼓动乏力，脉搏沉降有余而升起不足。短，精神萎靡状态患者的脉常见短象，神劳过度，气血耗伤，无力推动血行则出现脉短。而脉短之人，易于情志郁结或思维愚钝等，容易为琐事所累，久而久之也可能出现精神萎靡状态。

（3）治法方案

精神萎靡状态的治疗总原则确立为：和气血，精充神自旺；安神志，神健形复强。气虚则补气以使之和；气机失调则根据不同的情况区别对待，气滞则行气，气逆则降逆，气陷则升提，气闭者则通闭，气脱者则补气固脱等。痰火扰神者清热化痰，镇心安神；痰湿蒙蔽神窍者利湿祛浊，化痰通窍；正虚内扰者补虚安神。

神机不用，则安神益志，常用药物有酸枣仁、茯神、远志、夜交藤等。气虚日久不能濡养精神，导致精神萎靡不振，此时可以用补气的药物，常用甘草、人参、白术、山药、大枣、黄芪等。气陷而机体失却营精的充养，则见神疲乏力，形体消瘦，头晕，耳鸣，目眩，精神萎靡不振等。气陷应有虚实之分，应根据不同的病机而选择不同的升举阳气的药物。实者由湿热下注、相火妄动而致，虚者由肾气不足或中气下陷而致。湿热下注的常用药有半夏、竹茹、苍术、茯苓、荷叶等；相火妄动的常用药有葛根、升麻、防风、荆芥、川芎、黄芩等；肾气不足的常用药有黄芪、人参、升麻、柴胡、防风、山茱萸、五味子等；大气下陷的常用药有山药、白扁豆、莲肉、白术、玉竹等。血虚不能濡养机体，导致机体的整个精神状态疲惫，表情淡漠，少言寡笑，这是精神萎靡状态的临床表现，指患者对外界事物漠不关心，反应迟钝，目视茫茫，常用药物有熟地黄、白芍、当归、龙眼肉等。阴精不足，阳气不能内敛，阳气不能入阴，则会使精神萎靡和不寐同时出现，常用药物为石斛、山茱萸、百合、沙参、麦冬等。

精神萎靡状态不是由某一点或者某一方面造成的，需要中医整体辨证，因此在临床治疗上需要将和气血与安神志结合起来，互相配合，全面考虑，共同达到机体和、安的状态，使机体精充神旺，神健形强。

（二）"脉－气－治"相应辨治体系

气机失调是机体内部气机的正常运动形式发生紊乱的状态。生理状态下机体气机的运动形式是升、降、出、入，既体现在气及由气推动的血、津液的运行不息，也体现在脏腑、经络等组织器官的功能活动中。"升降出入，无器不有"，是生命活动的体现，升降出入失去协调平衡，就会出现各种病理变化。

气机失调主要表现出运动的停滞和气机逆乱。气滞产生的原因为外感邪气或情志内伤等。气机逆乱产生的原因是人体气机运动的趋向存在个体差异性，或以升为多，或以降为多，或以出为多，或以入为多，一旦因为某些因素的作用，气机运动趋向超过了一定限度或反常而动，就会发生紊乱；外界或内生之邪气，也可以导致机体气机运行紊乱。

1.气滞证

（1）概述

气滞是指气的流通不畅，郁滞不通的病理状态，可以发生于机体某个特定部位，也可发生于整体。气滞导致血行不畅则形成气滞血瘀；气机郁滞日久，可以化热、化火；气机不畅影响水液代谢则产生痰湿、水液内停；气滞进一步发展则产生气逆、气闭病机。气滞常发生于肝、脾胃、肺和经络。

（2）脉象特征

沉而涩：气滞则少动，阴静阳动，郁于内而不彰于外，脉呈沉象；气滞血瘀，脉中血液成分间摩擦力增大，也表现出血流的涩滞不畅。气滞日久，化火生热，则脉象出现灼热辐射感；气郁化火，伤阴灼液，则血的内容物密度增加，质地变稠；气滞不通，气化功能失调，津液敷布失常，水液不得正化，为痰为饮，则脉滑；气郁血结，凝结痰浊郁阻，阻滞局部脏腑和经脉则在脉象上表现为大小不等的凸起，如甲状腺和乳房等因气滞均会在相应部位出现凸起。

（3）治法方案

气滞的治疗原则为理气行滞。根据气机郁滞部位的不同，选用的治疗方案亦有不同，如肺气郁滞选用三拗汤，心气郁滞选用瓜蒌薤白半夏汤，肝气郁滞中焦选用柴胡疏肝散，肝气郁滞下焦选用加味乌药汤，四肢气机郁滞选用身痛逐瘀汤、九味羌活汤等。

临证根据衍化病机的不同，在疏肝理气基础上，"虚则补之，实则泻之"。气机郁滞，"气有余便是火"，郁热内生，则加用清透郁热药物如石膏、黄芩、金银花、连翘、栀子等；化火上逆者，当急则治其标，加羚羊角粉、天麻、钩藤、石决明等；伤阴者，当在行气治疗的基础上滋补阴液，加生地黄、熟地黄、沙参、麦冬等。若化生痰浊者，当理气为先，同时燥湿化痰，加陈皮、姜半夏、茯苓等；水液代谢不利者，当兼用利水方案，加用茯苓、泽泻、猪苓、萆薢等药物。

临床根据气滞位置的不同，可选用香疗、音乐疗法、针灸疗法等，开郁理气。

2. 气逆证

（1）概述

气逆是指气机当降不降，反而气上冲逆或横逆的病理状态。气逆一般是在气滞基础上进一步发展而成的。气机上逆过程中，可以裹挟血液或痰浊一起逆窜于上，从而导致身体上部血郁和下部血虚的改变。气逆主要发生的脏腑是肺、胃和肝。

（2）脉象特征

上而粗：气逆不降，气血亢奋于上，脉搏搏动整体向远心端移位，则脉上；气机逆上，带动血液上窜，导致相应脏腑器官血流增加，则相应脉的周向扩张增加，脉管变粗，如肝气冲逆可见左寸粗，肺气逆可见右寸粗，肝气犯胃可见右关脉粗，肝木克脾可见右尺脉粗。气机逆上，带动血液运行加速，血流速度变快，则脉疾；血随气涌，气上冲逆，则血液振荡式前进的模式失衡，表现为血流进多退少；气逆于上，裹挟痰热上窜或横克，则在相应脉位显现出滑象，如肺气上逆常见右寸脉滑，肝木克脾则常见右尺脉滑。

（3）治法方案

气逆证的治疗原则为理气降逆。临床根据气逆的脏腑、窜扰的部位等，在降逆的基础上，明确肃降肺气、降胃气、降肝气之不同的治疗方法。肺气上逆者，可选用苏子降气汤、桑白皮汤；肝气上逆者，可选用天麻钩藤饮、建瓴汤、镇肝熄风汤等；胃气上逆者，可选用旋覆代赭汤。治疗方案可选择中药内服外用、针灸疗法、放血疗法、运动疗法等。

3. 气陷证

《内经》常常使用夸张和强调的语气极言"百病皆生于气"，指出了气病的广泛性。各种致病因素作用于人体，首先导致气机的异常，从而导致各种疾病的发生。气机失常中气虚、气滞和气脱的原因和临床证治，历代医家多有论述和发挥；独"气陷"，历代仅沿袭东垣先生之补中益气汤论，未见系统著述。然而，气陷证却为临床之常见证候、多发证候，是中医"治未病"思想在临床应用的突破口之一，也是诸多疾病（如脑血管病）发病的前驱病机。

（1）概述

气陷是指气机无力升举，清阳之气下陷；或由于性情怠惰，气机不能振奋上行，从而沉积于下；或由于思慕异性，房劳过度导致气机运行倾陷于下的病理状态。

气陷属于中医病机学范畴，其形成病因多种多样；病理性质分为虚实两端，实者为湿热下注、相火妄动、气血下溜，虚者为肾气不足或中气下陷，临床常见虚实夹杂者，或以实为主，或以虚为主。

（2）脉象特征

①基本脉象特征。下而尺粗：气机陷于身体下部，气血运动的趋势是降大于升，则脉位向近心端移位，则脉下；气血下陷于身体下部，脏腑经脉气血瘀积，则尺脉粗。进少退多，高不及、深太多：气机下陷，推动血液振荡式前进的状态改变，出现血液前进减少而后退增加，脉搏波高不及、深太过。

②分类脉象特征。因纵情恣欲，或青年早婚，房事过度，或频繁手淫，或少年气盛，情动于中，或心有慕恋，所欲不遂，或壮夫久旷，思慕色欲，皆令心动神摇，君相火旺。相火妄动于下，气血随之下溜，下部气血旺盛，上部气血相对不足。在基本脉象特征的基础上，脉象还表现为：双尺脉强，热，凸；左尺动；寸关部细，弱。临床表现虽有以上许多的不同，但迫使患者就诊的目的常常是多种多样的。

因情怀素郁，不善言语，遇事不能及时进行心理宣泄；或虽然个性开朗善言，但由于矛盾的对方实力太强，而不得不强忍愤怒，心理压力不得宣泄，以致情志不遂导致肝郁不舒，气机下陷。在基本脉象特征的基础上，脉象还表现为：左关脉动；下焦脏器对应脉位的动，粗，凸，或热，或滑，或涩。

因从事脑力劳动之人，思虑过度，长期坐位，下焦气血不能畅达，复加思虑过度全身气机收敛，更使下焦气血瘀滞不畅。在基本脉象特征的基础上，脉象还表现为：动，细，敛；双尺部强，粗，热，凸，或滑，或涩；上部脉细，弱，凉。

因劳倦过度，或久病伤及中气，或肝郁日久侵犯中土，或治疗方法不当，妄用吐下，或饮食不节，损伤脾胃，导致中土虚弱，无力升发反转为陷，而为中气下陷之证。在基本脉象特征的基础上，脉象还表现为：软，下；双尺部粗，稠。

衰老是生命的自然进程，"年四十而阴气自半"，待年老而肾气自衰，或由于劳倦久病等因素，导致肾气虚衰，元气无以长养其他脏腑及四末，虚衰之元气返还下焦以固护命门，则呈现出气机下陷的态势。在基本脉象特征的基础上，脉象还表现为：下，稀，薄，软，缓。

（3）治法方案

治疗首当升阳举陷，临床应根据气陷的原因随证加减。

因房事不节、相火妄动而致者，治疗当清相火与升提并举，同时配合房事规律及欲念的调整。方选葛根芩连汤。常用药如葛根、升麻、防风、荆芥、川芎、黄芩、黄连、地榆、知母、牡丹皮、赤芍等，并随临床症状做相应的加减变化。

因肝郁不舒而致者，治疗当以疏肝解郁为主，并根据泛化部位及病理转归的不同，兼取清热、利湿、活血等法。基本方应根据患者个性的不同有所区别。情怀素郁，有述情障碍者，基本方取越鞠丸，并随症加减；个性开朗，强忍愤怒者，基本方取柴胡疏肝散，并随症加减。

因思虑过度而致者，治疗当以除思定虑为法。基本方取《金匮要略》之半夏厚朴汤，并根据兼夹症状的不同随症加减。

因中气亏虚、大气下陷而致者，治疗以补中益气为主，基本方选补中益气汤或大升陷汤，并随症加减：气虚甚者，重用补气药；血虚者，加养血药；下脱明显者，加固摄药；畏寒肢冷者，加温阳药等。

元气亏虚、大气下陷者，因生命的衰老不以人的意志或药物为转移，治疗以益气填精为主，并佐以补肾固摄之品。常用药如熟地黄、当归、黄精、熟附子、肉桂、黄芪、人参、山萸肉、五味子、沙苑子、覆盆子等。

4. 气闭证

（1）概述

气闭是指气的外出与纳入受阻，闭塞不畅的状态。气闭则升降出入障碍，神机不能随气达于外而内闭；或气机闭阻产生痰浊、瘀血。

（2）脉象特征

沉而强：气机闭塞，不能外出肌表，故脉象应之而沉。邪气壅实，充斥机体，则脉搏内的压力相应变大，此时常常因为脉的沉、细而产生对脉压的错误感觉，但加大指力或延长脉诊时间则能够探测出真实的脉压。

细：气血受阻而不畅，脉道不充则脉形细。

（3）治法方案

气闭证治疗原则为开窍行气，疏通气机。

临床需进行紧急抢救措施，可配合使用水沟、十二井穴、人中或十宣放血等方式开窍醒脑。

5. 气脱证

（1）概述

气脱是指由邪气猛烈，正气暴伤，或长期耗损，正气衰竭，或大汗、大吐、大出血致气随液脱、气随血脱等，导致正气不能内守而外逸脱失的危重病理变化。常常表现为几个脏腑迅速、相继出现气机衰竭的情况，并伴有神志的改变。

（2）脉象特征

弱而散：气脱鼓舞脉道不利，则脉弱；早期气脱外散，不能内敛，血管壁收缩无力，则脉散。

浮：阳气不能内敛守持，浮越于机表，则脉浮。

沉：阳气脱失至极，无力鼓动外出，则脉沉。

数：早期气脱，机体具有一定的应激能力，故心率加快，脉数。

迟：晚期气脱，阳气亡失过重，脏腑各方面的功能衰竭，心率变慢，则脉迟。

结、代：阳亡至极，气不接续，出现心律失常，脉结、代，较之脉迟病情进一步加重。

（3）治法方案

本证乃多种疾病发展的危重阶段，此时患者元气衰惫，阴阳欲离，危及生命，应迅速抢救。待元气来复后，当抓住造成各病证的病因及出现的临床症状或后遗症，进行针对性治疗，否则，气脱证会再度出现，病情会更趋危重。

临床气脱证，可使用独参汤、参附汤浓煎后频频服用。随着中医药制剂工艺的进步，常用参附注射液、参麦注射液静脉滴入，对元气欲脱之人往往可力挽狂澜，回阳固脱。

（三）"脉 – 经 – 治"相应辨治体系

经，是指经络，经络是经脉和络脉的总称，是运行全身气血，联络脏腑形体官窍，沟通上下内外，感应传导信息的通路系统，是人体结构的重要组成部分、人体功能的调控系统，也是人体针灸和按摩的基础，同时也是脉诊定位的标志线。在系统辨证脉学的定位中，将"经"作为部位的代名词，不单单是指经络的走行部位。

系统辨证脉学将脉诊诊查区域分为纵向、轴向、横向3个方向。从手腕部的皮肤到骨骼为纵向，纵向由浮到沉分为七层，分别为浮浅层、浮层、中浅层、中层、沉浅层、沉层、底层。从腕横纹到向心一寸九分（同身寸）区域为轴向，轴向上分为寸上、寸、关、尺、尺下五部。横向定位在桡动脉血管壁及外侧组织进行脉诊信息采集。根据上述三维脉诊空间及一个完整的脉搏波具体化分为寸、关、尺、寸上、尺下加五带六区七层，分别代表躯体上中下三部、从前至后、不同脏腑所属及从皮肤到内脏的对应关系。例如，左寸上 1/3 桡侧缘"刚、寒"，多为头部受寒，在左侧头部膀胱经揣穴、针刺。

定位诊断

我们目前的取脉：浮中沉，寸、关、尺、寸上、尺下 + 五带六区七层

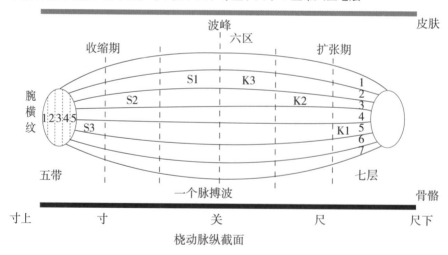

图 2-1 定位诊断（纵向）

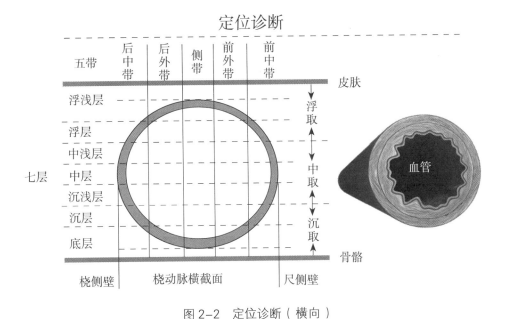

图 2-2 定位诊断（横向）

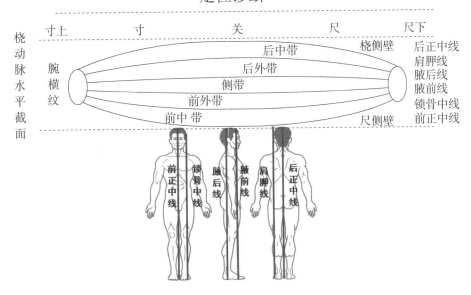

图 2-3 定位诊断（轴向）

　　系统辨证脉诊临证时，根据脉管区域的划分，当某部血管壁有异于其他部位的张力、舒缩加速度等变化时，表明该部位所代表的机体部位病变；然后再根据其他脉象要素，确定病变的病因、病机等属性，采取相应的治疗原则及方法。临床治疗，可以选择中药内服外用及其他中医外治法进行调理。中药外用多选择疏通经络的药物，如制吴茱萸粉、冰片、透骨草、酒大黄、艾草、炒白芥子等。中医外治法，可选择病变经络作为施术部位。如病变在外侧血管壁，可以选择在督脉施术，如督灸、按摩、正骨、针刺等等。如病变在内侧血管壁，可选择在任脉施术，常常选择艾灸、针刺等。如病变在侧带血管壁，可选择在身体两侧施术，根据脉象定位左右侧、上中下三焦的位置，选择拍打、深部艾灸、共振疗法等疏通侧位经络。

第三章

疾病诊治思路

中医学是对人的生命及其健康与疾病的研究，基于临床多年经验及对中医整体观念的理解，齐向华教授认为中医学与系统科学关系密切，系统科学的研究对象是世界的复杂特性和规律，作为二者交叉的中医系统论，其研究对象就是人的生命及其健康与疾病的复杂特性和规律，简称为"人的复杂性"。齐向华教授在诊治疾病过程中以中医系统论为指导，构建了系统辨证脉学体系这门核心诊断技术，并以此为指导形成"脉－证－治"一体化的诊疗过程，是其对疾病诊治的总纲领。

第一节　疾病诊治原则

一、中医系统观在疾病诊治中的体现

（一）中医系统观

中医系统论是 20 世纪 80 年代在中医现代研究中产生的一个新的研究方向，一门新的学科和理论，山东中医药大学祝世讷教授最早开始中医系统论研究。中医系统论属于中医学，但不同于中医学的其他学科，而是专门研究人的生命及其健康与疾病的复杂特性和规律，交叉于系统科学。

中医系统论的基本原理，是对人的生命及其健康与疾病复杂性的基本特性

和规律的理论概括。迄今为止，共研究和总结出 7 条中医系统论的基本原理，即非加和原理、元整体原理、天生人原理、有机性原理、功能性原理、有序性原理、自主性原理，各条原理分别从不同的方面或层次反映人的复杂性。通过这 7 条基本原理可以认识和掌握人的复杂性的整体面貌及主要的特性和规律。

（二）中医系统观贯穿疾病诊治始终

1. 对疾病的诊断是系统诊断——对疾病形神一体的诊断

中国古代哲学的形神思想在其形成和发展过程中深深影响了中医学。中医形神合一思想在《内经》中有深刻体现。《内经》从医学的角度具体论述了"形神合一"的观点。《灵枢·天年》指出："血气已和，荣卫已通，五脏已成，神气舍心，魂魄毕具，乃成为人。"《素问·上古天真论》说："故能形与神俱，而尽终其天年，度百岁乃去。"肯定了"神气舍心"才有人的生命，"形与神俱"才能长寿。这种形神相关、形神相合的论述是中医学形神理论的精髓所在，具体表现为以下方面。

其一，形为神之舍。中医认为人的灵明神气是依附于形体而存在的，没有形体就不存在精神作用，所以人气化停息、形体死亡后，灵明神气也就消散，思维意识也就不存在了。所谓"五脏皆虚，神气皆去，形骸独居而终矣"（《灵枢·天年》），形为神舍的学说给中医治疗神志病、怡神养性提供了理论指导。《素问·八正神明论》说："故养神者，必知形之肥瘦，荣卫血气之盛衰。"因此，要想治神养神，必须调精、调气、调血，而后才能五脏安和，血脉通利；养精、养气、养血，而后才能五脏充实，神气旺盛。形包括患者的体质、病因、病机等内容。

其二，神为形之主。中医学形神理论在认为形的存在决定了神的存在的同时，也充分重视神对形的主宰性、统率性作用。在脏腑理论、养生治疗的认识上，中医学强调了神的重要性。《素问·灵兰秘典论》说："心者，君主之官也，神明出焉……主明则下安。"人体生命活动的开展、五脏六腑的协调运作，都必须在神的主导下进行，因而神的主宰是生命活动的前提。神是指患者的个性、心理、五神等人体本源物质。

其三，形神两相倚。形与神俱，语出《素问·上古天真论》："故能形与神俱，而尽终其天年。"人体形与神的统一，一方面表现为形为神之舍，形体气血滋养灵明神气；另一方面表现为神为形之主，灵明神气主宰形体，统率脏腑功能活动。形与神二者相即相合，依凭统一，即所谓形神相即、形神合一。形与神俱是人生命活动的基本特征，也是保身长全的重要前提；是中医脏象学的基础理论，也是中医哲学生命观形神范畴的重要内涵。

2. 对疾病的治疗是系统治疗——内外治相结合的综合治疗模式

中医治病，不是头痛医头，脚痛医脚，而是强调从全身来考虑问题，所以整体调治就成为中医治疗的原则，也是中医治疗的最大特色。为何中医特别重视从整体调治呢？

中医认为，人是一个整体，内有五脏六腑，外有皮毛肌肤、眼耳口鼻，通过经络互相联系，共同维持正常的生理功能。一旦任何局部发生病变，都会影响全身，所谓"一脉不和，周身不适"。因此在治疗时，局部固然不能忽视，但更重要的是放眼于整体。

二、基于脉诊技术的诊治原则

在前期研究中，齐向华教授构建了系统辨证脉学体系，形成了"脉－证"相应与"脉－方"相应的辨证思维模式。通过对系统辨证脉学的学习及训练，临床医师可以在短时间内掌握脉诊，指导辨识病因病机，处方用药，达到脉、证、药三位一体的诊疗模式。由此具有"脉证相应""脉方相应"的功能，将"脉－证－治"构建成一个完整的临床诊疗模式。这个诊疗模式分3个阶段进行。

（一）识脉

在系统辨证脉学25对脉象要素的基础上，运用发散性思维体会各个脉象要素在手指的感觉，并绘出或说出图案、模具或类似物。通过手指对脉象特征的识别与大脑对脉象特征的情境记忆，认识、甄别主要脉象特征，形成脉象系统。

脉诊过程就是脉象特征的"模式识别"过程，它依赖的是对各种脉象特征形象、形态、性质等的长期记忆，而不是对文字、语言的记忆，当实际脉诊过程中感觉到某些特征后就能够准确地将其体察出来。脉象模式识别系统的形成，是建立在各种手指感觉通道分化基础上的，掌握各种脉象要素子系统的要点范围，诊者大脑中建立起来的模式识别越多，其诊出的脉象信息也就越多，脉诊的水平也就越高。在脉诊实践活动中逐步发展并整理、管理好诊者自身的认知模式是非常重要的环节。

（二）知脉

通过对"脉象要素"进行临床采集和识别后，需要进一步对多种脉象要素组合所表征的意义进行分析和推理，对已识别的脉象系统进行反复逻辑推敲及反证，从而对特定病机和证候做出科学的判断，最终在实践中指导疾病的辨证论治。完成上述过程需要诊者完全熟悉各个"脉象要素"所代表的意义，即运用已经掌握的中医学理论、知识及独特的脉象思维方式，将多个"脉象要素"综合体现出的组合意义进行"贯穿"，这种"贯穿"不是一种机械的拼接，而是将表征意义关联度较高的特定"脉象要素""贯穿"在一起，形成一个具有病机病理意义上的"脉象层次"（即证候）；再将各种"脉象层次"（证候）意义关联度较高者进行深层次"贯穿"，进而形成具有高度概括意义的"脉象系统"（即病机）。在"贯穿"证候及病机的全过程中，重点需要理清各个"脉象要素""脉象层次"之间的因果、演化、并列、时序等的脉络关系，分析、回溯、还原出疾病发展的整个过程，从而达到对疾病发展的各个环节、根源和结果都有清晰的认识。

通过对人体"脉象系统"进行分析，可以综合评测出人体各种状态和疾病状况，包括体质、个性、生活工作境遇和机体衰老等一般情况以及病因、病机、病症等疾病状况。每一个患者的"脉象系统"都能直观地表征出上述内容，同时每个患者个体还会出现不同的突出侧面，这些脉象表现均与疾病的发生发展有关，诊者通过运用中医理论和思维方法进行分析，最终做出对特定疾病关联度最高的判断。通过对"脉象要素"和"脉象层次"进行研究，完成对"脉象系统"的构建。

（三）审脉

通过分析患者脉象特点及与辨证用药之间的关系，"从单要素到多要素，从脉象层次到脉象系统，从脉象系统到疾病过程"，审视脉象特征，形成对机体的个性、体质、五神、心理、病因病机等脉象特征的辨识，并运用现代中医心理视角下的 5 种心理紊乱状态用药规律及临床用药经验进行处方论治。

通过识脉、知脉、审脉 3 个阶段的逻辑思维判断，根据脉象特征辨明证型（证），再根据证型确定治法遣方用药（治），形成"凭脉辨证，以证定治"两步走的临床辨证思维模式，过程体现了"脉证相应""脉治相符"。

第二节　疾病治法

疾病治法分为内治法和外治法两大类。用口服药物治疗疾病的方法称为内治法，口服药物以外治疗疾病的方法统称为外治法。中医外治法是在长期的医疗实践中逐渐总结、丰富和发展起来的。实时把握疾病发展规律，选择恰当的特色治疗方法，可以发挥更大的治疗作用。

一、内治法

（一）中药内服

1.概述

内治法，是指通过口服药物治疗疾病的方法。《内经》中所说的"毒药攻其中"，指的就是服"毒药"（口服的药物）为内治法。用内治法治疗疾病时，一般是将多种药物按一定的原则配合使用，也可使用单一的药物。口服的药物可以制成多种剂型使用，常用的剂型有汤剂、膏剂、丹剂、丸剂、散剂等。不同的剂型有不同的特点，临床上需根据不同的病情使用不同的剂型。

内治法根据药物或方剂的不同作用又可分为汗法、吐法、下法、温法、和法、清法、消法、补法、祛湿、润燥、祛痰、理气、理血、固涩、安神、开窍、息风等多种治法。清代医家程钟龄在《医学心悟》中把各种治法归纳为八法，对后世有较大的影响。

内治法应用非常广泛，是中医治疗疾病的主要方法之一，它不仅是治疗内科疾病的主要方法，在外科、儿科、皮肤科、耳鼻喉科、眼科、肛肠科等的疾病中也经常使用。内治法在临床上既可单独使用，又可根据病情与外治法配合使用，二者相得益彰，往往收到更好的临床疗效。

内治法以处方用药为主，临证不拘泥于古方经典，根据患者辨证结果采取不同方药。齐向华教授注重调畅气机，开郁散结，调整心理紊乱状态。如思虑过度者治以调气散结，用厚朴、防风、紫苏等；惊悸不安者用镇惊安神之品，如朱砂、远志、茯神等；郁闷不舒者宜疏肝理气，用柴胡、白芍、枳壳等；烦躁焦虑者治以除烦安神，用栀子、知母、玄参等；萎靡不振者常振奋精神，用黄连、桂枝、蝉蜕等。

2. 齐向华教授凭脉选方常用方剂举隅

（1）半夏厚朴汤

组成：半夏9 g，厚朴12 g，紫苏叶15 g，茯神20 g，防风12 g，远志12 g，当归15 g，白芍20 g。

功效：辛开苦降，行气化痰。

主治：思虑过度，痰气郁结证。头痛、头晕，胸膈满闷，失眠多梦，焦虑症、抑郁症。舌苔白润或白滑，边有白涎。脉象：细、敛、直、动。

用法：每日1剂，每剂煎2次，共滤出煎液400 mL，饭后半小时服用200 mL，早晚各1次。

方解：方中半夏辛、温，入肺、胃经，化痰散结，降逆和胃，为君药。厚朴苦、辛，性温，下气除满，助半夏散结降逆，为臣药。紫苏叶芳香行气，理肺疏肝，助厚朴行气宽胸、宣通郁结之气；防风为风药之润剂，微温而不燥，祛风解表，疏肝解郁，散头目中滞气，除上焦风邪；当归补血活血，白芍柔肝养阴，共同补肝之体、助肝之用；茯神味甘、淡，性平，"专理心经，善补心气"，宁心安神；远志辛温散行，助心气，开心郁，交通心肾，助茯神补心阳，化痰醒神，共为佐药。诸药合用，共奏辛开苦降、养肝安神之功。

加减：若气郁较甚者，可酌加香附、郁金助行气解郁之功；胁肋疼痛者，酌加川楝子、玄明粉以疏肝理气止痛，或加黄连、羚羊角粉清肝泻火；咽痛者，酌加玄参、桔梗以解毒散结，宣肺利咽；心火上炎者，加朱砂清心火、镇心神；阴虚者，加生地黄、麦冬、天冬滋阴凉血清热。

（2）血府逐瘀汤

组成：当归 15 g，熟地黄 20 g，炒桃仁 9 g，红花 9 g，枳壳 12 g，白芍 20 g，柴胡 12 g，川芎 15 g，桔梗 12 g，川牛膝 15 g，甘草 6 g。

功效：活血化瘀，行气止痛，疏肝解郁。

主治：肝郁气滞，胸中血瘀证。胸痛，头痛，日久不愈，痛如针刺而有定处，或呃逆日久不止，或饮水即呛，干呕，或内热瞀闷，或心悸怔忡，失眠多梦，急躁易怒，或胁肋疼痛，入暮潮热，唇暗或两目暗黑。舌质暗红，或舌有瘀斑、瘀点。脉象：整体，郁动、强、敛、涩；局部，寸沉，关强、粗、直，尺涩。

用法：每日 1 剂，每剂煎 2 次，共滤出煎液 400 mL，饭后半小时服用 200 mL，早晚各 1 次。

方解：熟地黄、当归益精养阴，补血活血；白芍养血敛阴，柔肝止痛，平抑肝阳，共为君药。川芎为血中之气药，入肝、胆经，活血止痛，行气开郁，祛风燥湿；川牛膝活血通经，祛瘀止痛，引血下行；炒桃仁破血行滞而润燥；红花活血祛瘀以止痛，共为臣药。桔梗、枳壳，一升一降，宽胸行气；柴胡疏肝解郁，调畅肝气，升达清阳，与桔梗、枳壳同用，尤善理气行滞，气行则血行，以上均为佐药。桔梗能载药上行，兼有使药之用；甘草调和诸药，亦为使药。合而用之，使血活瘀化气行，肝疏郁解，则诸症可愈。

加减：肝气郁结较重的，加荆芥、防风祛风行气，疏肝散邪；兼有风湿痹痛者，加秦艽、徐长卿。

（3）瓜蒌薤白半夏汤

组成：瓜蒌 21 g，薤白 12 g，半夏 9 g，檀香 12 g，砂仁 9 g（后下），白芍 30 g，丹参 21 g，红花 12 g，川芎 15 g，紫苏梗 15 g，防风 21 g，甘草 6 g。

功效：通阳散结，疏肝解郁，祛痰行血。

主治：胸痹，肝郁气滞，胸阳不振，痰气互结证。胸部闷痛，肩臂疼痛，头痛，头晕，耳鸣、耳聋，腰膝酸软，肢体麻木等。舌苔或白厚腻，或舌苔前少根厚腻。脉象：整体，动、强、稠、涩；局部，寸沉，关浮、粗、刚；脉搏波上升支起始段急。

用法：每日 1 剂，每剂煎 2 次，共滤出煎液 400 mL，饭后半小时服用 200 mL，早晚各 1 次。

方解：瓜蒌、薤白、半夏，辛开苦降，利气散结，燥湿化痰，温通胸阳，开通胸膈闭塞。丹参、红花活血化瘀；川芎为血中之气药，行气活血，兼有疏肝之效；紫苏梗、防风疏达肝气；白芍抑肝缓肝；檀香理气调中，散寒止痛；砂仁辛温，行气温中，化湿健脾；甘草调和药性。诸药合用，共奏疏肝解郁、化痰逐瘀、通泄胸阳之功效。

加减：如出现脉象要素"热"明显，加用黄芩、栀子、牡丹皮等清热凉血之品；若"稠"象明显，加重化痰药物用量，如白芥子、紫苏子等。

（4）天麻钩藤饮

组成：天麻 30 g（先煎），钩藤 30 g（后入），石决明 30 g（先煎），栀子 9 g，杜仲 12 g，茯神 15 g，桑寄生 12 g，川牛膝 15 g，黄芩 12 g，夜交藤 12 g，益母草 12 g。

功效：平肝潜阳，清热活血，补益肝肾。

主治：肝阳上亢，肝风上扰证。头痛，眩晕，失眠多梦，或口苦面红。舌红苔黄。脉象：整体，上、强、热、粗、动、进多退少、高太过深不及；局部，关粗，尺细、涩。

用法：每日 1 剂，每剂煎 2 次，共滤出煎液 400 mL，饭后半小时服用 200 mL，早晚各 1 次。

方解：天麻、钩藤平肝息风，为君药。石决明咸寒质重，功能平肝潜阳，并能除热明目，与君药合用，加强平肝息风之力；川牛膝引血下行，并能活血利水，共为臣药。杜仲、桑寄生补益肝肾以治本；栀子、黄芩清肝降火，以折其亢阳；益母草合川牛膝活血利水，有利于平降肝阳；夜交藤、茯神宁心安神，均为佐药。

加减：肝气郁结较重，加荆芥、防风、香附祛风散邪，疏肝解郁；肝郁化热，加秦艽、川楝子、茵陈清热泻火，牡丹皮清心凉血疏肝。

（5）镇肝熄风汤

组成：白芍 30 g，天冬 12 g，玄参 20 g，龟板 30 g（先煎），代赭石 30 g，茵陈 12 g，生龙骨 30 g，生牡蛎 30 g，生麦芽 12 g，川牛膝 30 g，川楝子 9 g，

甘草6g。

功效：平肝息风，滋阴潜阳。

主治：内中风。头目眩晕，目胀耳鸣，脑部热痛，面色如醉，心中烦热，或时常噫气，或肢体渐觉不利，口眼渐歪斜；甚或眩晕颠仆，昏不知人，移时始醒，或醒后不能复元。舌红少苔。脉象：整体，刚、强、上、进多退少、高太过深不及；局部，寸粗，尺弱、涩、细。

用法：每日1剂，每剂煎2次，共滤出煎液400 mL，饭后半小时服用200 mL，早晚各1次。

方解：方中川牛膝归肝、肾经，入血分，性善下行，故重用以引血下行，并有补益肝肾之效，为君。代赭石质重沉降，镇肝降逆，合牛膝以引气血下行，急治其标；龙骨、牡蛎、龟板、白芍益阴潜阳，平肝息风，共为臣药。玄参、天冬下走肾经，滋阴清热，合龟板、白芍滋水以涵木，滋阴以柔肝；肝为刚脏，性喜条达而恶抑郁，过用重镇之品，势必影响其条达之性，故又以茵陈、川楝子、生麦芽清泻肝热，疏肝理气，以遂其性，以上俱为佐药。甘草调和诸药，合生麦芽能和胃安中，以防金石、介类药物碍胃，为使。

加减：心中烦热甚者，加石膏、栀子以清热除烦；痰多者，加胆南星、竹沥以清热化痰；尺脉重按虚者，加熟地黄、山茱萸以补肝肾；中风后遗有半身不遂、口眼歪斜等不能复元者，可加炒桃仁、红花、丹参、地龙等活血通络。

（6）补中益气汤

组成：黄芪15 g，人参（党参）15 g，白术10 g，炙甘草15 g，当归10 g，陈皮6 g，升麻6 g，柴胡12 g。

功效：补中益气，升阳举陷。

主治：①脾虚气陷证。饮食减少，体倦肢软，少气懒言，面色萎黄，大便稀溏，舌淡；脱肛、子宫脱垂、久泻久痢、崩漏等。②气虚发热证。身热自汗，渴喜热饮，气短乏力，舌淡。脉象：整体，下、弱、沉、进少退多；局部，寸沉、细，尺浮、粗。

用法：每日1剂，每剂煎2次，共滤出煎液400 mL，饭后半小时服用200 mL，早晚各1次。

方解：方中黄芪味甘，性微温，入脾、肺经，补中益气，升阳固表，为君药。配伍人参、炙甘草、白术，补气健脾，为臣药。当归养血和营，助人参、黄芪补气养血；陈皮理气和胃，使诸药补而不滞，共为佐药。少量升麻、柴胡升阳举陷，协助君药以升提下陷之中气，共为佐使药。炙甘草调和诸药，为使药。

（7）升降散

组成：僵蚕 12 g，蝉蜕 6 g，姜黄 15 g，川大黄 3 g。

功效：升清降浊，散风清热。

主治：气机阻滞，清阳不升，浊阴不降证。

用法：每日 1 剂，每剂煎 2 次，共滤出煎液 400 mL，饭后半小时服用 200 mL，早晚各 1 次。

方解：方中僵蚕味辛、咸，喜燥恶湿，得天地清化之气，轻浮而升阳中之阳，故能胜风除湿，清热解郁，从治膀胱相火，引清气上朝于口，散逆浊结滞之痰也。蝉蜕性寒，无毒，味甘，为清虚之品，能祛风而胜湿，涤热而解毒。姜黄味辛、苦，性温，无毒，祛邪伐恶，行气散郁，能入肝、脾二经，建功辟疫。大黄味苦，性大寒，无毒，上下通行，亢盛之阳非此莫抑。僵蚕、蝉蜕升阳中之清阳，姜黄、大黄降阴中之浊阴，一升一降，内外通和，而杂气之流毒顿消矣。

（8）升陷汤

组成：黄芪 60 g，知母 20 g，柴胡 12 g，桔梗 12 g，升麻 12 g。

功效：益气升陷。

主治：胸中大气下陷，气短不足以息，或努力呼吸，有似乎喘；或气息将停，危在顷刻。其兼症，或寒热往来，或咽干作渴，或满闷怔忡，或神昏健忘。脉象：整体，下、弱、进少退多、高不及深太过；局部，寸细、尺粗。

用法：每日 1 剂，每剂煎 2 次，共滤出煎液 400 mL，饭后半小时服用 200 mL，早晚各 1 次。

方解：方中重用黄芪补气升阳，气味俱轻，升提气机，益卫固表，为君药。柴胡为少阳之药，能引气机自左上升；升麻为阳明之药，能引气机自右上升；桔梗为药中之舟楫，载药上行，上达胸中，均为臣药。知母清热滋阴，制黄芪之温，为佐药。

加减：明显气虚，下陷较重者，酌加人参，或再加山萸肉，以收敛气分之耗散，使升者不至复陷；若大气下陷过甚，少腹下坠，或疼痛者，则加大升麻用量。

（9）柴胡疏肝散

组成：陈皮、柴胡各 12 g，川芎、香附、枳壳、白芍各 12 g，炙甘草 6 g。

功效：疏肝理气，活血止痛。

主治：肝气郁滞证。胁肋疼痛，胸闷善太息，情志抑郁易怒，或嗳气，脘腹胀满。脉象：刚、直、敛、动。

用法：每日 1 剂，每剂煎 2 次，共滤出煎液 400 mL，饭后半小时服用 200 mL，早晚各 1 次。

方解：方中柴胡功善疏肝解郁，用以为君。香附理气疏肝而止痛，川芎活血行气以止痛，二药相合，助柴胡以解肝经之郁滞，并增行气活血止痛之效，共为臣药。陈皮、枳壳理气行滞，白芍、甘草养血柔肝、缓急止痛，均为佐药。甘草调和诸药，为使药。诸药相合，共奏疏肝行气、活血止痛之功。

加减：若胁肋痛甚者，酌加郁金、青皮、当归、乌药等以增强行气活血之力；肝郁化火者，可酌加山栀、黄芩、川楝子以清热泻火。

（10）四磨汤

组成：人参 12 g，槟榔 6 g，沉香 3 g，乌药 10 g。

功效：行气降逆，宽胸散结。

主治：肝气郁结证。胸膈胀闷，上气喘急，心下痞满，不思饮食。脉象：整体，刚、敛；局部，寸细，关粗。

用法：每日 1 剂，每剂煎 2 次，共滤出煎液 400 mL，饭后半小时服用 200 mL，早晚各 1 次。

方解：方中乌药行气疏肝解郁为君。沉香下气降逆以平喘；槟榔行气导滞以除心下痞满，共为臣药。三药合用，行气疏肝以消痞满，下气降逆以平喘急。然而人以气为本，为防三药耗伤正气，故又配以人参益气扶正，行气降气而不伤气，为方中佐药。四药合用，共奏行气降逆、宽胸散结之功。

加减：若体壮而气结较甚，症见心腹胀痛者，可去人参，加枳实、木香以增其行气破结之功；若大便秘结，嗳气，腹满或胀痛，脉弦，可加枳实、大黄以通便导滞。

（二）代茶饮

代茶饮，又名以药代茶。选用一二味或数味中草药（常研制成粗末后用）煎汤或以沸水冲泡数分钟后，代茶徐徐饮之，故名。所谓代茶饮，就是以可直接饮用的药物或药物加茶叶，共煎或以开水冲泡以饮用。代茶饮主要适用于病症较轻或病后向愈及不能服中药的轻症患者或亚健康状态的人群，它以操作方便、口感易接受为优势。据传药茶发端于唐代，盛行于宋代。在清代宫廷原始医药档案中，太医院御医喜欢用药茶以防治病患，其种类之多，应用广泛，深受大众喜爱。代茶饮的处方也需要根据患者的脉象评定，以确定患者的体质特征，针对体质特征来选合适的几味药做代茶饮，才能达到祛病及预防保健的最大作用。

1. 优点

（1）服用方便，易于调理

中药代茶饮可据病情需要辨证组方、随症加减，既保持了中医汤剂辨证论治加减灵活、疗效显著的特色，又克服了传统汤剂煎煮烦琐、携带不便等缺点，与现代生活节奏加快的发展趋势相适应。

中药代茶饮便于储存，易于携带，可随时多次饮用，且吸收完全，故可备特殊情况或某些急症时用，具有良好的辅助治疗作用。

（2）药效充分，疗效显著

中药材经粉碎成粗末或切制成细丝、小段，表面积增大，与溶媒接触面增加，药物的有效成分经煎煮后易于溶出。实验证明，这些药物经粉碎后的药液浓度较未粉碎药材浸出液的药物浓度高得多。

将中药以沸水冲泡或稍加煎煮后饮用，避免了汤剂因加工、久煎久煮造成某些药物，尤其是芳香类药物有效成分的损失；另一方面，以沸水冲泡药物，可将其中的酶迅速降解灭活，避免了有效成分的分解破坏。实验表明：第一，解表药多含有挥发油，常温下即可挥发，更易随水蒸气挥发，故不宜久煎；第二，当药液温度在 30～40℃时，药物所含酶活性很强，药物的有效成分，尤其是苷类成分在酶作用下易发生分解，会导致有效成分含量降低，影响疗效。

阿胶、鹿角胶、饴糖等不耐高温的胶类药物及薄荷、藿香、香薷、青蒿、金银花等芳香类含挥发油多的药物,做药茶尤为适宜。因胶质类药入煎剂易粘锅煮焦,且黏附他药,影响药物成分溶出。用作药茶则避免了久煎损耗其有效成分,从而使药物作用得以充分发挥,提高疗效。

（3）组成精巧,甘淡平和

从药物组成而言,代茶饮组方除注重辨证及配伍严谨,其突出特点为选药精当,用药量轻,较之汤剂,代茶饮能节省药源。如《本草纲目》所载"僵蚕良姜茶"具有祛风止痛作用,善治头风。方中仅白僵蚕、高良姜二味,等分为末,每服一钱,即 3 g。而入汤剂,其常用量为 20 g。采用茶剂,每日即可节约用药 17 g。由此可见,用中药代茶饮法所节省的药材用量是相当可观的。

从药物性质来看,代茶饮所用之药药性平和,无伤胃之虞,且味多甘、淡,或为微苦、微寒之品,既有除疾调理之功,又无味苦难咽之弊,对小儿患者尤为适宜。

从药物功用而言,代茶饮所用中药多为具有解表、清热、止嗽、除湿、和胃、消导、通便、祛暑、安神、补益等作用之品,善治外感风寒、外感风热、痰湿犯肺、湿热内蕴、食积不化、肠燥津枯、暑热伤津、心神不宁、气血两虚所致诸症。少用催吐、峻下之品,一般不用剧毒祛邪药物。

（4）长期服用,缓缓调治

中药代茶饮用量轻,宜频服,且药性平和,无损胃气,故可长期坚持服用,缓图其效,以和脏腑,尤其适用于慢性病的治疗及对机体功能的调整。

对许多病症,长期服用药茶可使药物的有效成分在体内达到量化标准,致药效更加巩固,作用更为持久。如患尿路结石的患者,持续多次服用药茶后,能保持尿路中的药物浓度;同时,可稀释尿液,清洁尿路,加大对尿路结石的冲刷力,从而有利于结石的缩小与排出。

（5）有病治病,无病调理

中药代茶饮用药平和,可以调和脏腑阴阳、气血盛衰,频频饮服,既可疗疾,又有调理之效。尤其对病后之调理,体力之恢复,大有裨益。

总之,中药代茶饮以祛邪治病、防病保健为宗旨,具有方便、灵活、有效、节约、针对性强、适应性广等优点。它既保持了汤剂作用显著的特色，又克服了汤剂制作繁杂、药材浪费的不足；宜于长期服用，较中成药药力更为强盛。

2. 应用范围

（1）较重或急性病之辅助治疗

对较重疾病或急性病，为使病邪尽去，可于克伐之后，选用药性温和、有祛邪兼扶正作用的药物代茶饮服，缓图其效，以和脏腑，达到使疾病痊愈之目的，起到扶正祛邪的作用。

（2）防治各科疾病

①内科病有外感病与内伤病之分。外感病主要指伤寒、风温、暑温、湿温等热性病。而据脏腑辨证分类，内伤病可分为肺、心、脾胃、肝胆、肾等系疾病。其中多数可用代茶饮法治疗。古代与现代医书所载防治内科病之茶方不胜枚举。

②以中药代茶饮方式防治外科病可获得不错的疗效。如癌症临床多采用手术加化疗、放疗法治疗，若能配合适当的药茶疗法，则可减轻上述疗法的不良反应，提高疗效。

③对于妇科疾病的防治，民间集验收载之代茶饮方颇多。如煮白茅根浓茶后加红糖代茶饮服，可治月经先期、经量过多；《太平圣惠方》中"糯米黄芪饮茶"由糯米、黄芪、川芎组成，具有调气血、安胎之功用；哺乳期母亲退乳断奶临床多选用生、熟麦芽水煎代茶。

④由于小儿服药常有困难，中药代茶饮疗疾而不苦口，易为小儿接受，故用代茶饮法防治儿科常见病优势尤为突出。

⑤以代茶饮法防治五官科常见病症，颇多效验。如视力减退，《瀚海颐生十二茶》载，枸杞子、菊花、霜桑叶、谷精草水煎代茶，善治肝肾阴虚所致视力减退。方中诸药俱为明目之品，兼养肝肾，合为茶剂，易于长期服用。

（3）病后调理

代茶饮用药较为平和，常通过调和之法使脏腑阴阳气血盛衰趋于正常，故用于疾病之善后调理颇为适宜。疾病后期以茶疗方调理，在清代宫廷中应用较多，纵观清宫医疗档案，疾病向愈之后，常注意调养胃气，频频饮服和胃代茶饮，作为善后调理，以收全功，宗中医以胃气为本之旨；人至暮年，肾气渐衰，而患病后更伤元气，故老年人病愈之初有必要酌情选用具有补益元气作用的药茶，缓缓调理，帮助恢复元气。

（4）养生保健，延年益寿

中药代茶饮作用温和，疗效持久，便于长期服用，为中医众多养生保健、抗衰老方法之一。平时常对症选用保健药茶，补益五脏，调和气血，对于延缓衰老、健身长寿大有裨益。

3. 常用代茶饮举隅

（1）生脉益气茶

材料：人参 3 g，麦冬 6 g，五味子 5 g，冰糖 6 g。

用法：用 300 mL 开水冲泡饮用，冲饮至味淡。

功效：补血益气。

用途：慢性疲劳综合征，虚劳，气虚证，血虚证等。肢体倦怠，气短懒言，口干口渴，汗出不止。

（2）当归养血茶

材料：当归 10 g，红茶 6 g。

用法：用当归的煎煮液 300 mL 泡茶饮用，冲饮至味淡。可加糖。

功效：补血养血，调经止痛，润燥滑肠。

用途：月经不调，闭经；痛经；血虚头晕，目眩，心悸，疲倦；冠心病心绞痛；血栓闭塞性脉管炎；血虚便秘；跌打损伤；高血压病；慢性盆腔炎。

（3）麦冬滋阴茶

材料：麦冬 5 g，半夏 3 g，玉竹 6 g，甘草 3 g。

用法：用 300 mL 开水泡茶饮用，冲饮至味淡。

功效：养阴益气，利咽喉。

用途：火逆上气，咽喉不利，干咳咯痰。

（4）玄参解毒茶

材料：玄参 5 g，大青叶 3 g，蒲公英 6 g，绿茶 5 g。

用法：用 300 mL 开水泡茶饮用，冲饮至味淡。

功效：清热凉血，养阴解毒。

用途：感冒发热，咽痛，腮腺炎。

（5）滋补肝肾茶

材料：枸杞6 g，生地黄3 g，熟地黄3 g，绿茶3 g。

用法：用300 mL开水冲泡后饮用，冲饮至味淡。

功效：滋肝补肾，养阴清热。

用途：肝肾阴虚不足所致腰部酸痛，口渴烦热，盗汗，潮热。

（6）芍姜温经茶

材料：白芍6 g，干姜3 g，桂枝6 g，红茶3 g。

用法：用前两味药的煎煮液300 mL泡茶饮用，冲饮至味淡。

功效：温经止痛。

用途：痛经，胃寒疼痛。

（7）益气补血茶

材料：当归10 g，黄芪5 g，大枣3枚，炙甘草3 g，花茶3 g。

用法：用前两味药的煎煮液300 mL泡茶饮用，冲饮至味淡。

功效：温经止痛。

用途：痛经，胃寒疼痛。

（8）疏肝调气茶

材料：当归6 g，玫瑰花6 g，香附6 g，花茶3 g。

用法：用前三味药的煎煮液300 mL泡茶饮用，冲饮至味淡。

功效：疏肝活血，调气止痛。

用途：气滞血瘀少腹痛，筋脉拘挛，慢性肠炎。

（9）消痰降气茶

材料：当归5 g，紫苏子3 g，桑叶3 g，花茶3 g。

用法：用前两味药的煎煮液300 mL泡茶饮用，冲饮至味淡。

功效：消痰，降气，和血。

用途：慢性支气管炎，老年咳喘。

二、外治法

中医外治是在中医学基本理论指导下的外治活动。中医外治疗效独特，作用迅速，历史悠久，具有简、便、廉、验之特点，包括针灸、推拿、熏洗、针刀、敷贴、膏药、脐疗、足疗、耳穴疗法、物理疗法、音乐疗法、心理疏导等百余种方法。治疗范围遍及内、外、妇、儿、骨伤、皮肤、五官、肛肠等科，与内治法有"殊途同归""异曲同工"之妙，对"不肯服药之人，不能服药之症"，尤其对危重病症，更能显示出其方法及效果之独特，故有"良工（高明的医生）不废外治"之说。

　　"外治"这一名词的出现由来已久，早在《素问·至真要大论》中便有"内者内治，外者外治"的说法，之后历代医家著作中多有涉及，但其研究范围及概念一直未十分明确。至清中叶，《急救广生集》（《得生堂外治秘方》）、《理瀹骈文》（《外治医说》）相继刊行，至此外治理论趋向成熟，中医外治的发展也达到一个鼎盛时期，但关于外治仍无确切的定义。

三、系统辨证脉学指导下的多元化外治技术

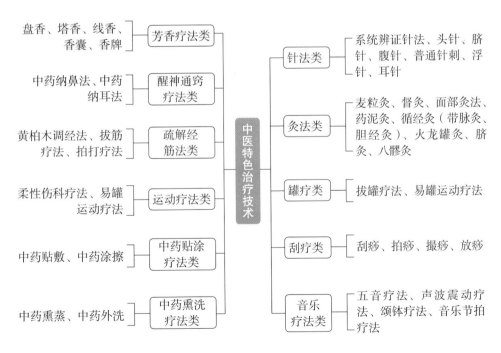

图 3-1　系统辨证脉学指导下的多元化外治技术分类

（一）针法类

1. 系统辨证针法

系统辨证针法以脉定穴、脉针相应，改良了传统腹针疗法、头针疗法、脐针法、颊针法等针灸技术，刺触靶点穴位，调节气机失衡，改善微循环，提高新陈代谢，治疗身心疾病。对治疗中枢神经系统疾患中疼痛和感觉异常病症，如头痛、落枕、肩周炎、肘腕关节疼痛、慢性颈腰腿部关节疾病、脑血管病所致偏身肢体瘫痪、肢体乏力、言语不利、眩晕等，以及肥胖、亚健康状态调治等效果突出。

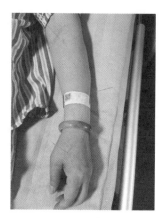

图 3-2　系统辨证针法

2. 头针疗法

头针，又称头皮针，是指采用毫针或其他针具刺激头部特定部位以治疗全身病症的一种方法。

通过脉诊定位病变脏腑及经络部位，结合对系统功能及五神、心理等状态的评定，根据"分区定经，经上选穴，结合传统穴位透刺方法"的原则，选取对应脑功能区在头部投射区域的全息对应穴位，采用针刺方法达到治疗全身疾病的作用。

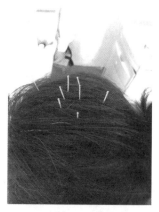

图 3-3　头针疗法

可用于治疗中枢神经系统疾患如脑血管病所致偏瘫、失语、假性延髓性麻痹、脑炎后遗症，颅脑外伤后遗症等；疼痛和感觉异常病症，如头痛、三叉神经痛、颈项痛、肩痛、腰背痛、坐骨神经痛、胆绞痛、胃痛等。对高血压、冠心病、抑郁症、功能性腹泻等病症也有较好的疗效。

3. 脐针疗法

"一点真元，属之命门丹田。脐带自落，如瓜脱蒂。故脐者，人之命蒂也。以其当心肾之中，前直神阙，后直命门，故谓之脐。"在脉诊指导下，

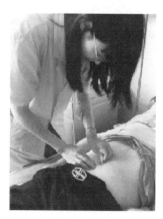

图 3-4　脐针疗法

诊察病变脏腑、经络，明确机体功能状态，结合脐针直接选取脐周对应病变脏腑的部位，明确针刺方向，确定穴位组方，用以调阴阳、理脏腑、除疾病。脐与消化系统、循环系统、呼吸系统、免疫系统等关系密切，对相应系统疾病的治疗效果明显。

4. 腹针疗法

腹针是通过刺激腹部经络、穴位，调节脏腑失衡来治疗全身疾病的。它是一种调整局部，平衡全身的疗法。

腹针疗法在治疗疾病时，提出"调理脏腑入手，兼顾经脉局部"的原则，强调先调脏腑以产生气血，再调经络以输布气血，再调局部以使用气血，故而能达到立竿见影的效果。这种当脏腑气血平衡有序后，再由脏腑之气对局部进行二次调整的过程，称为"气至病所"。"气至病所"有一定的弛豫时间，但却有较好的稳定性，从而使腹针疗法治疗慢性病、疑难病具有稳定而持续的效果。

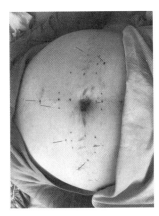

图 3-5 腹针疗法

常用于治疗上呼吸道感染、头痛、落枕、肩周炎、肘腕关节疼痛、慢性颈腰腿部关节疾病、脑血管病所致偏身肢体瘫痪、肢体乏力、言语不利、眩晕等疾病。

5. 普通针刺

在脉诊辨证诊察指导下，针刺疗法以中医基础理论为指导，运用经络辨证、脏腑辨证，以针刺等刺激方式作用于人体经络痹阻之处、气血壅塞之点（穴位），起到解除病因、阻断病机、治疗病灶的作用。并根据人体气机状态、气血虚实情况，达到"补虚泻实，清热温寒，治标治本"的作用。

针刺治疗的适应证包括内、外、妇、儿、五官、皮肤各科，头面躯体痛症如头痛、颈椎病、肩背痛、腰痛、膝骨关节炎等；内科疾病如脑梗死、

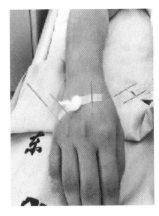

图 3-6 普通针刺

脑出血、眩晕、高血压病、面瘫、不寐、心悸、哮喘、胃痛等；妇科疾病如月经不调、痛经；儿科疾病如小儿惊风、遗尿；皮肤科疾病如带状疱疹、痤疮、神经性皮炎；五官科疾病如目赤肿痛、睑腺炎、眼睑下垂等。

6. 浮针疗法

浮针疗法是用一次性使用浮针在非病痛区域的浅筋膜层（主要是皮下疏松结缔组织）进行扫散手法的针刺疗法，具有几乎无痛苦、见效快、适应证广等特点。

新近研究表明，传统针刺起作用的正是浅筋膜中的主要组织——皮下疏松结缔组织。浮针疗法不像传统针刺一样深入多层组织，而是仅仅作用在浅筋膜，力专效宏。

7. 耳针疗法

耳针疗法是指使用短毫针针刺或其他方法刺激耳穴以诊治疾病的一种方法。耳郭与人体各部存在着一定的生理联系。望耳的形态、色泽可以辅助诊断疾病，刺激耳部穴位可以防治疾病。其治疗范围较广，操作方便，且对疾病的诊断也有一定的参考意义。

常用操作方法有毫针刺法、埋针法、电针法、压丸法、穴位注射法等。

适用于疼痛性疾病、炎症性疾病及传染病、功能紊乱和反应性疾病、内分泌代谢紊乱性疾病，以及催产、催乳、预防和治疗输液或输血反应等，同时还有美容、戒烟、戒毒、延缓衰老、防病保健等作用。

（二）灸法类

系统辨证灸法包括循经灸法、脐灸法等，通过对患者进行系统的功能状态评定、心理状态测评，诊察机体的寒热虚实状态，明确经络痹阻部位、区域，循经艾灸刺激腧穴，以温通经络痹阻、调节脏腑气机，防病治病。临床常用于治疗阳气郁结病症，还用于预防保健及治疗痛经、肥胖等。

1. 麦粒灸

麦粒灸是用麦粒大小的艾炷，作用于身体特殊敏感点及相应部位，属于直接灸，但不会引起化脓及形成灸疮。具有艾炷小、刺激强、时间短、收效快，仅有轻微灼伤或起泡，且可在 2~3 日内结痂脱落、不遗留瘢痕等优点，在临床上应用较多。麦粒灸对各种痛症及一般急性炎症效果明显。

2. 督灸

督脉是人体阳脉之海，艾灸可以温阳散寒，督灸的主要功效和作用是温补阳气。督脉上有五脏六腑的反应点，进行艾灸可以补全身脏腑及全身经络的阳气，督灸时间较长，可以灸 0.5 ~ 2 小时。

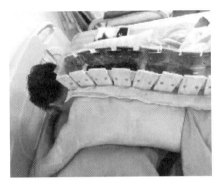

图 3-7　督灸疗法

督灸可以补充全身阳气，治疗较多疾病，如强直性脊柱炎、风湿性关节炎、腰椎间盘突出症、颈椎间盘突出症、闭经、月经不调、前列腺炎、阳痿、早泄及脾胃虚寒引起的慢性腹泻、慢性便秘等，同时也可以辅助治疗慢性支气管炎、哮喘等寒性疾病。而糖尿病患者、高血压患者、心脏病患者、高热患者、出血性疾病患者、既往有重大疾病患者不宜进行督灸疗法。

3. 面部灸法

通过艾灸对面部穴位进行刺激，能够促进皮肤新陈代谢及血液循环，可以淡化色斑、减轻皱纹、减少黑头，经常艾灸可使面部光润白嫩，延缓衰老。

面部不易重灸，禁用直接灸。通常采用的面部灸法有以下 2 种：第一，温和灸，点燃艾条后，熏熨面部皮肤，使面部皮肤有温热感，以皮肤红润为度，注意避免烫伤皮肤，每日或隔日艾灸 1 次；第二，使用艾灸棒进行艾灸，操作时一定要控制好温度，能够辅佐按摩，但一定要掌握好力度。

4. 药泥灸

药泥灸是一种在人体特定部位使用药泥热灼和熨烫刺激，以达到治病防病效果的治疗方法。药泥灸所用药物是在传统蜡灸的基础上加入矿物泥和藏红花、雪莲花、当归、川芎、鸡血藤、狗脊、杜仲、桑寄生、透骨草、伸筋草等 10 余种中草药粉配制而成。因其形

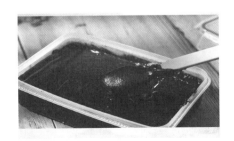

图 3-8　药泥

状如泥，故名药泥灸。药泥灸具有很强的柔韧性，可随意贴敷在身体的任何部位，疗效好，见效快，具有活血、抗炎、祛风除湿的多重功效，能迅速打通人体经络，将人体内的风寒湿邪驱出体外，达到快速治愈顽疾的目的；安全、对皮肤无不良反应，标本兼治。

5. 循经灸（带脉灸、胆经灸）

循经灸法，是用点燃的纯艾条在患者体表，距离皮肤 3 cm 左右，沿经络循行往返匀速移动施灸，或用艾灸盒进行隔物灸，以患者感觉施灸路线温热为度。常用循经灸法包括带脉灸及胆经灸，即于带脉和胆经上进行循经灸。循经往返灸有利于疏导经络，激发经气。主要用于经络功能失调，邪淫经络，经脉不通而致的不适症状。

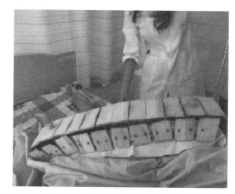

图 3-9 循经灸（胆经灸）

循经灸法具有扶正祛邪，调节经络功能，疏通经络的作用。并可调节整体与局部，以达保健养生之目的。

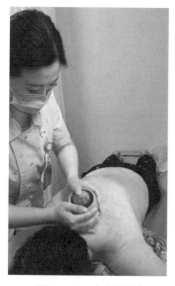

图 3-10 火龙罐灸

6. 火龙罐灸

火龙罐灸是使用特殊灸具的一种灸法。罐底部有数十小孔，内有一小筒叶有 10 余个小孔，放置特制艾粒，点燃后将艾罐置于应灸的穴位上，盖上盖子后，可以手持或者直接用绑带将它固定于某部位，随意移动，随穴而灸，可以使艾火燃烧的热力传达到皮肤，逐渐透入内部，可以调气和血，温中散寒。

7. 脐灸

脐灸，即在肚脐上隔物灸，利用肚脐皮肤薄、敏感度高、吸收快的特点，借助艾火的纯阳热力，透入肌肤，刺激组织。常用的脐灸包括隔姜灸、隔盐灸、隔附子饼灸等。具有健脾和胃，利水消肿，调理冲任，通经活络，行气止痛，敛汗固表，涩精补虚，防病驻颜，养生延年等功效。且绿色自然，简单易行，效果突出。

8. 八髎灸

八髎穴属于足太阳膀胱经，位置是在人体腰骶部。艾灸八髎穴，通常选用隔姜灸，临床上主治下焦虚寒证。常用于男性下焦虚寒导致的腰膝冷痛、阳痿、遗精、早泄，女性月经不调、痛经、盆腔炎、腹痛等。且对面色白、小便清长、畏寒怕冷等阳虚症状有良好疗效。

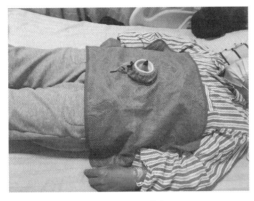

图 3-11　脐灸

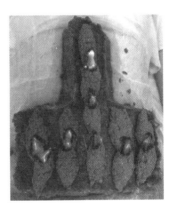

图 3-12　八髎灸

（三）刮疗类

1. 刮痧

患者取坐位或俯卧位，医者手持刮痧板，蘸上润滑剂，在患者体表的一定部位按一定方向进行刮拭，至皮下呈现刮痕为止。

对远红外检测、脉诊辨证定位、经络诊察指示的经络痹阻部位，采用刮痧疗法可起到疏通经络壅塞、畅通气血运行的作用。刮痧疗法可以调节神经系统，改善微循环，提高新陈代谢。肺系疾病、胃肠疾患、急慢性软组织损伤、妇科疾患等，根据辨证、辨病、辨经、经验取穴等选穴组方，采取刮痧治疗。

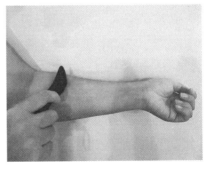

图 3-13　刮痧疗法

2. 拍痧

通过拍打的方式使皮肤局部出痧，达到疏通经络、调节气血的作用，可消除人体经络或血脉中瘀堵的部分，使局部血气消散，达到气血循环旺盛、经络通畅的目的。同时因促进局部血液循环，还能帮助身体局部肌肉放松。

3. 撮痧

撮痧疗法又叫挟痧疗法或抓痧疗法，是在患者一定部位或穴位上，拧起一个橄榄状的充血点，以治疗疾病的方法。

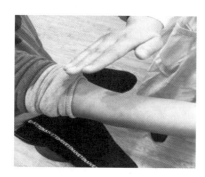

图 3-14　拍痧疗法

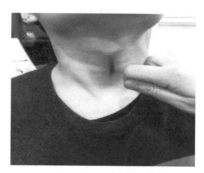

图 3-15　撮痧疗法

4. 放痧

针刺静脉或点刺穴位出血，以达到治病目的的施治方法，称放痧疗法。

操作方法：①患者取舒适体位，充分暴露其施治部位。②如在静脉放痧时，应先将患者左上臂近心处用布带或止血带捆紧，嘱患者握掌。然后，在局部用碘伏棉球消毒皮肤，再用 75% 乙醇脱碘。待干后，用消毒三棱针在肘静脉处缓慢刺入半分至 1 分深，随即缓慢拔出。没有三棱针时，用大号缝衣针亦可。针刺后，让患者张开手掌，而后挤压放血，随放血处置一干棉球，压迫片刻。③在穴位放血时，可根据病情需要，经皮肤消毒后，用三棱针或缝衣针直接点刺。

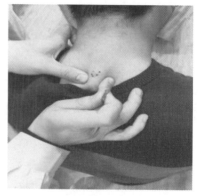

图 3-16　放痧疗法

（四）罐疗类

1.拔罐疗法

拔罐疗法，古称"角法"，是以罐为工具，利用燃烧、抽吸等方法造成罐内负压，使其吸附于腧穴或体表的一定部位，以产生良性刺激，达到调整机体功能、防治疾病目的的外治方法。拔罐疗法能够逐寒祛湿、疏通经络、祛除瘀滞、行气活血、消肿止痛、拔毒泻热，具有调整人体阴阳平衡、解除疲劳、增强体质的功能，从而达到扶正祛邪、治愈疾病的目的。

2.易罐运动疗法

易罐是根据拔火罐的原理，使用由硅胶或天然胶经硫化制作的易罐，使用时不必用火点燃及借用其他工具，可以随意将其吸附在颈项、四肢关节或皮肤褶皱处等，并且在关节运动时可以随之变形。通过排除罐中的空气而产生负压，使之吸附于皮肤表面，引起局部组织充血和皮内轻微瘀血，对机体形成良性刺激，从而起到改善局部血液循环和气体交换，促进机体功能恢复，调节人体微循环，排出代谢废物，加快新陈代谢的作用。易罐除了有传统火罐的功效外，使用者还可利用其吸附力提起表面软组织做牵拉皮肤运动，可以减轻神经、肌肉、韧带、血管和筋膜受到的压迫，刺激穴位，调节经络，有助于消除疲劳及舒缓病症带来的不适。

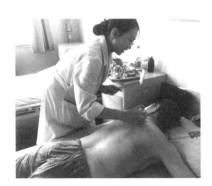

图 3-17　拔罐疗法

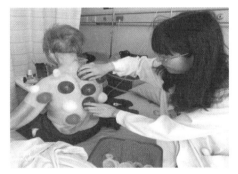

图 3-18　易罐运动疗法

（五）疏解经筋法类

经过长期的临床观察，齐向华教授团队总结经验，形成了系统、独特的疾病过程论。针对"经络"在疾病形成过程中所扮演的"时间节点"的角色，形成特色的"经络调治"疗法。以柔性伤科疗法、黄柏木调经法、拨筋疗法、刮痧与拔罐疗法、拍打疗法等，直接干预疾病发生的源头、节点部位，畅通气机、疏通经络、调节心神，迅速改善心脑血管功能异常、心脑供血不足、痛证、眩晕、中风后遗症等，疗效显著，特色鲜明，对辅助治疗失眠、高血压病、增生类疾病、高脂血症等有可靠疗效。常用于未病先防、已病防变及预后调护。

1. 黄柏木调经法

黄柏木调经法是应用黄柏木在经络、筋结点等部位施以一定的力，以达到疏通经络、疏解筋结的作用。

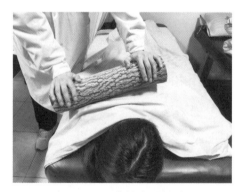

图 3-19　黄柏木调经法

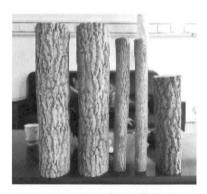

图 3-20　不同型号的黄柏木

2. 拨筋疗法

拨筋疗法可以松解肌肉的筋结，疏通经络，调节人体的气血循环。面部拨筋可以促进面部的血液循环，加速面部经络中堆积的代谢产物及毒素的排出，使面色显得红润有光泽。而肩颈部、腰骶部及四肢部位拨筋可改善肌肉僵硬、酸痛、活动障碍。

3. 拍打疗法

拍打疗法，是用槌、木棒或竹丝制成的

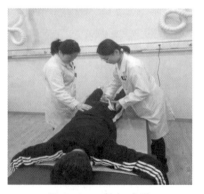

图 3-21　拍打疗法

拍子，在患者某些特定部位上进行轻重不同而有节奏的拍打，以治疗疾病的方法。拍打时握拍用力松紧适宜，主要用腕力进行弹打，前臂只起支持腕上下移动的作用。主要作用是疏通气血，活血化瘀。

（六）醒神通窍疗法类

1. 中药纳鼻法

中药纳鼻法，是根据中医原理，选择适当的中药作用于鼻腔，通过鼻黏膜的吸收作用、药物的治疗作用和"肺朝百脉"对全身经络的刺激作用，来预防和治疗疾病的方法。主要包括鼻嗅疗法、鼻吸疗法、吹鼻疗法、塞鼻疗法、水煎后闻吸疗法等。

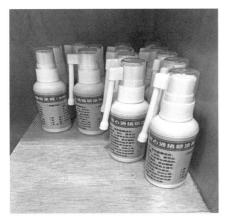

图 3-22 明心通络喷剂

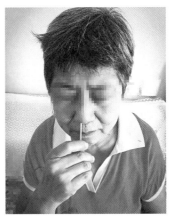

图 3-23 纳鼻法

2. 中药纳耳法

中药纳耳法，是根据中医原理，选择冰片等具有通窍醒神功效的中药，作用于耳道，刺激耳膜，通过耳部丰富的经络循行达到调节全身经络的作用。临床可用于治疗头晕、头痛、中风等窍闭神昏表现的疾病。主要包括滴耳法、塞耳法等。

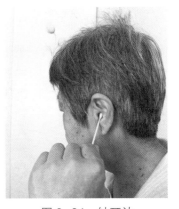

图 3-24 纳耳法

（七）芳香疗法类

中医芳香疗法是指利用气味芳香的中药材，如丁香、藿香、木香、白芷、薄荷、冰片、麝香等，以各种形式作用于人体，达到调节脏腑气机、调和脏腑阴阳的作用的疗法。芳香味能散、能行、能开，具有化湿、辟秽、开窍、醒脾等效应。芳香疗法通过科室独有配方制作香塔、香牌、线香、盘香等，芳香透窍，调畅情志，并对抗调治过程中病气对医者的伤害，可应用于治疗睡眠障碍、认知功能障碍、情绪障碍、心脑血管疾病及呼吸系统疾病。

1. 盘香

盘香又称环香，也是指香品的一种形状。香条由内向外依次围绕成若干圆圈形成同心环状，香条的横断面呈多边形，属于燃烧时间最长的一种。通常盘香都会以沉香为主，再辅以其他香料混合制作，味道比较浓厚，以达到聚而不散的效果。

2. 塔香

一般以香粉倒模而成，由于其形状如塔，故得其名。塔香的形状上细下粗，所以燃烧的速度比较快，香味散发也快，能闻到香味的空间也比较广。塔香的燃烧时间很短，一般在 15 分钟左右。

3. 线香

线香是指用不同的配方制成的，粗细、长短有一定规格的直线状香品。科室研究的线香有静安香、醒神香、通络香、通脉香。

静安香，选用檀香、沉香、乳香为主料，温中降气，安神止烦。有助于生活工作压力较大的失眠患者放松入眠，改善睡眠质量；有助于减轻各类亚健康人群的烦躁、焦虑状态。

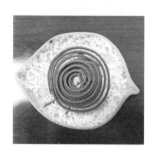

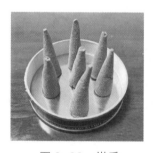

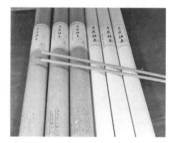

图 3-25　盘香　　　　图 3-26　塔香　　　　图 3-27　线香

醒神香，选用优质沉香、檀香、藿香、丁香等中草药精制而成，味辛、苦，性温，归脾、胃、肾经；气香行散，降而能升，具有行气温中降逆，暖肾纳气平喘的作用。用于阅读、品茗、瑜伽、礼佛，提神醒脑，通畅身心。

通络香，以沉香、桂花、陈皮、佛手等道地中草药为主要原料精制而成，疏肝理气，养血活血。女子以血为本，气顺则血顺，本香对月经不调、宫冷瘀血有极好的调理效果。

通脉香，以红花、乳香、川芎、赤芍等优质中草药精制而成，活血化瘀，通脉止痛，疏通血管，调理三高（高血压、高血脂、高血糖），对头晕、头痛、胸闷、气血不畅有极好的调理效果。

4. 香囊

香囊属于中医佩香疗法的一种，是将芳香药末装入特制布袋中佩挂在身上，借药味挥发以防治疾病的方法。中药香囊用途广泛，既适用于轻症、缓症、慢性顽固性病症、外感类疾病、鼻炎类疾病，或眼睛干痒、目赤肿痛，也适用于湿邪困脾导致的头沉头昏及头脑不清醒。既可用于急症期辅助治疗，也可用于康复期巩固治疗。

5. 香牌

香牌属于中医佩香疗法的一种，不用烧熏，自然状态就能散发香气。古时悬佩作为压襟、腰配，今常作为挂饰及配饰，有的用香木雕刻而成，有的用香粉加黏粉放入模具拓形而成。这种根据香方调配香粉，使用模具成型的香牌，也叫合香牌。

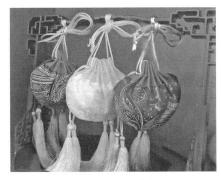

图 3-28　香囊

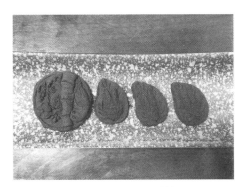

图 3-29　自制香牌

（八）音乐疗法类

音乐疗法是通过各种专门设计的音乐行为，运用音乐特有的生理、心理效应，通过音乐的频率、节奏和有规律的声波振动，引起人体组织细胞发生和谐共振现象，从生理和心理两个方面的途径来治疗疾病。在选择音乐进行治疗时，通过脉诊明晰患者当前的躯体和心理状态等，准确选择合适的音乐处方。如思虑过度状态的人，可给予大气磅礴的音乐，令其从长期的思虑中解脱出来，开其气结；烦躁焦虑状态的人，给予悠悠轻快的旋律，使其情绪稳定；处于郁闷不舒状态的人，给予积极向上的音乐，舒畅郁闷之气；处于惊悸不安状态的人，可给予轻柔舒缓的旋律，使其心神安宁；处于精神萎靡状态的人，可给予激情澎湃的音乐，使其精神振作。

1. 五音疗法

五音疗法，就是根据中医传统的阴阳五行理论和五音对应，用角、徵、宫、商、羽5种不同音调的音乐来治疗疾病。五音分属五行木、火、土、金、水，通肝、心、脾、肺、肾五脏。具体应用时应该在全面分析病情的基础上，针对病症发生的脏腑、经络结合阴阳五行之间的相生相克关系，选择相应的音乐对患者进行治疗。一般用来治疗由社会心理因素所致的身心疾病。

2. 声波震动疗法

声波震动疗法通过发出易引发人体经络谐振的特定声波，对人体相关穴位输声，引发人体经络谐振，声波能量沿人体经络传递到五脏六腑、四肢百骸，增强人体气血能量，全面、深层次疏通人体经络，解决经络不通、气血瘀滞问题，调和气血、平衡阴阳，激发人体自愈能力。整体改善人体循环代谢，从根本上解除人体"有养送不到，有毒排不出"的现代文明病的发病根源。具有通便排毒，通络止痛，化瘀散结，扶正祛邪，安神促眠，利水消肿，平肝潜阳，调和脾胃，补肾益气，壮骨生髓等作用。

3. 颂钵疗法

颂钵疗法是自然疗法的一种，由颂钵发出的泛音频率，能深入人体内部，引起人体内分子共振，净化、激发和调整身心的能量流动，让人迅速进入深层放松状态，并疏通瘀阻的脉络，改善失眠、焦虑及诸多不良情绪问题，对身体的疼痛部位有很好的舒缓作用，对身、心、灵都有很好的改善提升作用。颂钵还可以加强大脑中的能量流动，协助人们打破时空限制，深入了解自己的潜意识，开拓思维领域，提升灵性智慧。颂钵疗法现已应用于医疗疑难杂症的治疗，如失眠、癌症、肿瘤、中风、老年痴呆、免疫力下降、精神紧张、焦虑、抑郁等。

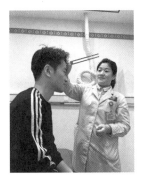 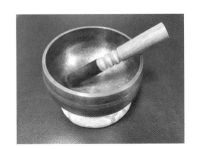

图 3-30　声波震动疗法　　　　　　　图 3-31　颂钵

4.音乐节拍疗法

创新中医五音疗法、声波震动疗法等相应调治技术，调节人体阴阳平衡，调节人体情志、脏腑，从而产生明显的疗效。音乐节拍疗法是通过节拍频率的改变达到治疗疾病目的的方法。古典音乐节奏缓慢，自古以来，被作为一种镇静的手段，可缓解紧张和压力。现代研究表明，人的心率是每分钟 60～80 次，如果节拍慢于这一频率并在音量较小的情况下，人的心跳和呼吸会放慢，血压下降 10～20 mmHg，同时可使免疫、呼吸、消化、内分泌、神经系统都得到良好的调整。国外调查发现，演奏古典乐曲的队员，心情大都平稳愉快，性格开朗，思想活跃，人与人的关系相处得和睦。而演奏现代乐曲的成员，大多患有神经过敏症，急躁，情绪消沉，易与人发生争吵，还有些人经常失眠、头痛、耳痛和腹泻。

（九）中药熏蒸疗法

中药熏蒸疗法根据患者的不同体质、个性、气机等及机体病变之所属皮部，通过"腠理"给药方式，以中药蒸汽为手段，增强皮肤对药物的吸收作用，调畅经络，使人体气机升降出入有序，以平为期。

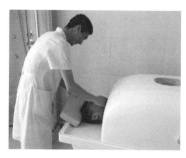
图 3-32　中药熏蒸疗法

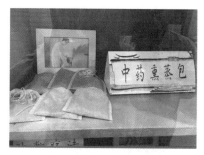
图 3-33　自制中药熏蒸包

（十）贴敷疗法

贴敷疗法通过借鉴现代生物学理论与传统医学的五官九窍学说，形成"窍络理论"，根据窍络理论选择不同的穴位及药物，经过配比与调制后进行贴敷。

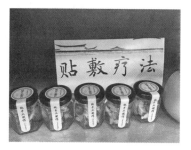
图 3-34　贴敷疗法

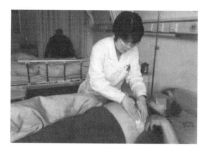
图 3-35　自制中药贴敷膏

（十一）生物反馈疗法

生物反馈疗法以中医五神测评技术、中医心理状态测评技术为指导，运用生物反馈仪，测定人体内生理或病理信息，使患者经过有意识的"意念"控制和心理训练等特殊训练后，针对性调节患者的心理紊乱状态及气机运行，达到"精、气、神"的和谐统一。

（十二）心理疏导

应用心理学特有的访谈形式，以患者能接受的方式疏导其情绪。以中国传统文化思想和古代心理疏导方法为主导，实事求是，从患者的实际出发，详细采集资料，具体进行分析，让患者将认识与行动相结合，调动治疗能动性，增加对医者的信任，积极地实现患者心理转化。

以上方法均适用于门诊和病房患者，简便易行，疗效显著。门诊患者多以针法、疏解经筋法、醒神通窍法等为主，对于住院患者，则可更加多样化治疗，上述疗法皆可因人因地辨证搭配，如针法配合灸法，辅助刮痧、熏蒸、音疗等，从而使治疗效果最大化。

第三节　凭脉辨病诊治流程

一、诊疗思路

（一）基础信息采集

采集病史，应用系统辨证脉学技术将患者的中医功能状态用脉象特征进行记录和描述，按照整体脉象要素、局部脉象要素，分别详细地记录脉象特征。

（二）个体状态初步评估

通过患者脉象特征，应用气机脉象系统、个性脉象系统、体质脉象系统等脉象诊断系统进行评定患者所属的个体状态。

气机脉象系统评定：判断气郁、气逆、气陷、气闭、气虚。

五神脉象系统评定：判断神、魂、意、魄、志五神状态偏颇。

个性脉象系统评定：判断太阳之人、少阳之人、太阴之人、少阴之人、阴阳和平之人。

体质脉象系统评定：判断木形人、火形人、土形人、金形人、水形人。

心理紊乱状态脉象系统评定：判断郁闷不舒状态、烦躁焦虑状态、萎靡不振状态、惊悸不安状态、思虑过度状态。

经络脉象系统评定：判断十二经脉及奇经八脉的通与塞。

（三）凭脉辨证

通过评定的脉象系统确定患者的个性、体质、病因、病机，以及甄别疾病衍变过程。

基本病机：即气机失调状态。

衍化病机：指由气机失调状态产生的五脏失调，如肺失宣降、心火亢盛、肝郁气滞、肾精亏虚、脾胃亏虚等。

（四）确定治则和治法

根据诊断要点，确定总的治疗原则，根据治疗原则选择相应的内外治方法，包括中药、针灸、推拿、心理疏导等，并有机组合为一个综合有效的治疗方案。

二、诊治示意图

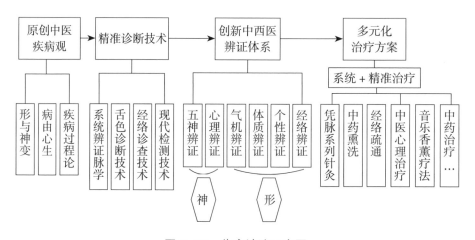

图 3-36　临床诊治示意图

第四节　系统辨证脉学流派优势病种诊疗方案举隅

系统辨证脉学流派工作室是于 2022 年 3 月获批的齐鲁医派中医学术流派传承工作室建设项目之一，系统辨证脉学流派多年来在临床推广系统辨证脉学，其应用广泛，疗效显著，并形成了系列优势病种，现选列如下。

一、中风

（一）理论基础

在个性、体质、五神等基础下，因外界刺激导致五神紊乱、气机逆乱、筋膜病变等病机变化，产生风、火、痰、瘀等病理产物而发为中风。运用"系统辨证脉法"技术，构建中风"脉－证－方"相应的诊疗体系。

（二）与中风发病关系密切的脉象要素

动，长、短，上、下，内、外，来、去，粗、细，浮、沉，滑、涩，强、弱，怠、驶，缓、疾，敛、散，稀、稠，枯、荣，凉、热，进、退。

（三）中风"脉－证－方"相应辨治

1. 肝阳上亢证

症状：半身不遂，口舌歪斜，舌强语謇或不语，偏身麻木，眩晕头痛，面红目赤，口苦咽干，心烦易怒，尿赤便干，舌质红或红绛，苔薄黄。

脉象要素：动、长、上、驶、疾、枯、来疾去徐、寸粗尺细、寸浮尺沉、寸滑尺涩、寸强尺弱、寸热尺凉、进多退少。

治法：平肝息风，潜阳降逆。

方剂：镇肝熄风汤加减。

方药：白芍 12 g，天冬 15 g，玄参 15 g，枸杞子 12 g，生龙骨 30 g，生牡蛎 30 g，龟板 9 g（先煎），代赭石 30 g，川牛膝 30 g，当归 15 g，天麻 15 g（先煎），钩藤 30 g（后入）等。心烦甚者加栀子、黄芩以清热除烦；头痛较重者加羚羊角、石决明、夏枯草以清息风阳；痰热较重者，加胆南星、竹沥、川贝母以清化痰热。

2. 痰瘀阻络证

症状：半身不遂，口舌歪斜，舌强言謇或不语，偏身麻木，头晕目眩，舌质暗淡，苔薄白或白腻。

脉象要素：沉、滑、稠、缓、短、粗、强、下、来缓去疾、怠、进少退多、血流内无数细线。

治法：活血化瘀，化痰通络。

方剂：化痰通络汤加减。

方药：半夏 9 g，茯苓 15 g，橘红 9 g，竹茹 12 g，郁金 15 g，石菖蒲 9 g，胆南星 9 g，天麻 15 g（先煎），钩藤 30 g（后入），僵蚕 12 g 等。年老体衰者，加黄芪以益气扶正；如呕逆痰盛、苔腻脉滑甚者，加白附子、全蝎等祛风痰、通经络。

3. 腑气不通证

症状：半身不遂，口舌歪斜，舌强言謇或不语，偏身麻木，腹胀，便干便秘，头晕目眩，咳痰或痰多，舌质暗红或暗淡，苔黄或黄腻。

脉象要素：驶、急、稠、热、进多退少、右尺脉粗、强。

治法：化痰通腑。

方剂：星蒌承气汤加减。

方药：胆南星 9 g，瓜蒌 9 g，大黄 6 g，芒硝 3 g，枳实 9 g，黄芩 12 g，炒桃仁 9 g，赤芍 12 g 等。如药后大便通畅，则腑气通，痰热减，病情有一定程度好转。本方使用硝、黄剂量应视病情及体质而定，一般控制在 10～15 g，以大便通泻、涤除痰热积滞为度，不可过量，以免伤正。腑气通后应予清化痰热、活血通络药，如胆南星、全瓜蒌、丹参、赤芍、鸡血藤。如头晕重，可加钩藤、菊花、珍珠母。若舌质红而烦躁不安，彻夜不眠者，属痰热内蕴而兼阴虚，可选加鲜生地黄、沙参、麦冬、玄参、茯苓、夜交藤等育阳安神之品，但不宜过多，否则有碍于涤除痰热。

4. 气虚血瘀证

症状：半身不遂，口舌歪斜，言语謇涩或不语，偏身麻木，面色㿠白，气短乏力，口流涎，自汗出，心悸便溏，手足肿胀，舌质暗淡，舌苔薄白或白腻。

脉象要素：下、来缓去疾、沉、进少退多、弱、怠、缓、散、凉。

治法：益气活血，扶正祛邪。

方剂：补阳还五汤加减。

方药：黄芪 30 g，炒桃仁 12 g，红花 15 g，赤芍 12 g，当归 12 g，川芎 12 g，地龙 9 g，川牛膝 30 g 等。半身不遂较重加桑枝、水蛭等药加重活血通络、祛瘀生新作用；言语不利甚者加菖蒲、远志以化痰开窍；手足肿胀明显者加茯苓、泽泻、薏苡仁、防己等淡渗利湿；大便溏甚者去炒桃仁加炒白术、山药以健脾。

5. 肾精亏虚证

症状：半身不遂，口舌歪斜，舌强言謇或不语，偏身麻木，烦躁失眠，眩晕耳鸣，手足心热，舌质红绛或暗红，少苔或无苔。

脉象要素：短、下、来缓去缓、细、沉、弱、怠、缓、散、稀、滑、进少退多、薄。

治法：补肾益髓，填精养神。

方剂：地黄饮子加减。

方药：地黄 15 g，何首乌 9 g，枸杞子 12 g，山萸肉 15 g，麦冬 30 g，石斛 15 g，当归 15 g，鸡血藤 15 g 等。偏瘫较重者可加牛膝、木瓜、地龙、蜈蚣、桑枝等通经活络之品；有舌质暗红、脉涩等血瘀证时加丹参、炒桃仁、土鳖虫等以活血祛瘀；语言不利甚者加菖蒲、郁金、远志开音利窍。

二、头痛

（一）理论基础

运用筋脉辨证、五神与心理辨证体系，提出头痛由"五神偏颇，心理紊乱引起头部筋脉拘急病变"而引起，运用"系统辨证脉法"技术建立"脉－证－方"相应的诊疗体系。

（二）与头痛发病关系密切的脉象要素

凸、上、浮、粗、缓、热、滑、动、数、涩、沉、刚、枯、散、薄、弱、细、怠、进少退多。

（三）头痛"脉－证－方"相应辨治

1. 风火上攻证

症状：头痛而胀，甚则头痛如裂，发热或恶风，面红目赤，口渴欲饮，便秘，舌红苔黄。

脉象要素：凸、上、浮、粗、缓、热、滑、动、数、稠、沉、短。

治法：柔筋缓急，祛风清热。

方剂：柔筋1号方。

方药：白芍 12 g，木瓜 15 g，天麻 15 g（先煎），卷柏 12 g，羌活 12 g，

白芷 12 g，蔓荆子 9 g，菊花 15 g，石膏 15 g，黄芩 9 g，炙甘草 6 g 等。

2. 风痰上扰证

证候：头痛昏蒙，胸脘满闷，呕恶痰涎，舌红，苔白腻。

脉象要素：凸、上、浮、粗、缓、滑、稠、沉、短。

治法：柔筋缓急，祛风化痰。

方剂：柔筋 2 号方。

方药：白芍 12 g，炙甘草 6 g，木瓜 15 g，天麻 15 g（先煎），卷柏 12 g，羌活 12 g，白芷 12 g，细辛 3 g，半夏 9 g，白术 15 g，泽泻 12 g 等。

3. 风瘀阻窍证

症状：头痛经久不愈，痛处固定不移，痛如锥刺，或有头部外伤史，舌质紫，苔薄白。

脉象要素：凸、上、浮、涩、沉、刚、枯。

治法：柔筋缓急，疏风祛瘀。

方剂：柔筋 3 号方。

方药：白芍 12 g，炙甘草 6 g，木瓜 15 g，天麻 15 g（先煎），卷柏 12 g，羌活 12 g，白芷 12 g，细辛 3 g，川芎 12 g，炒桃仁 12 g，红花 15 g 等。

4. 气血两虚证

症状：头痛而晕，心悸不宁，神疲乏力，面色苍白，舌质淡，苔薄白。

脉象要素：浮、散、薄、弱、细、沉、怠、进少退多。

治法：柔筋缓急，益气养血。

方剂：柔筋 4 号方。

方药：白芍 12 g，木瓜 15 g，天麻 15 g（先煎），卷柏 12 g，羌活 12 g，黄芪 30 g，党参 30 g，当归 12 g，川芎 12 g，升麻 15 g，炙甘草 6 g 等。

三、不寐

（一）理论基础

提出不寐"昼不精，夜不暝"的观点，以中医心理学理论为指导，以脉诊探讨患者的 5 种心理紊乱状态，运用"系统辨证脉法"技术，构建不寐量化与"脉－证－治"相应的"身心并治"诊疗体系。

（二）与不寐心理紊乱状态发病关系密切的脉象要素

动、涩、数、粗、高、疾、驶、短、细、敛、直、上、下、滑、怠、缓、来疾去疾。

（三）不寐"脉－证－方"相应辨治

1. 烦躁焦虑状态

症状：眠浅易醒，心理情绪烦乱不安，坐卧不宁，或卧位反复颠倒，肢体躁扰，虽然体温不高，但往往感觉身体发热，口腔干燥而渴，舌红少津。

脉象要素：动、涩、数、粗、高、疾、驶。

治法：清心除烦，安神定虑。

方剂：除烦化躁方。

方药：刺五加 12 g，桂枝 12 g，白芍 12 g，败酱草 9 g，黄连 6 g，肉桂 3 g，知母 12 g，干姜 9 g，炙甘草 6 g 等。

2. 惊悸不安状态

症状：睡眠易惊醒，心中惊悸，忐忑不安，精神慌乱，喜悲伤，心虚怕见生人，不能独处，卧起不安，舌淡红，苔薄白。

脉象要素：动、数、疾、驶、来疾去疾。

治法：安神定惊。

方剂：平安定悸方。

方药：刺五加 12 g，桂枝 15 g，白芍 12 g，败酱草 9 g，远志 12 g，紫石英 9 g，防风 12 g，人工牛黄粉 6 g，炙甘草 6 g 等。

3. 郁闷不舒状态

症状：难以入睡，终日不间断地苦思冥想，不能自己控制，对其他周围的事情不感兴趣，闷闷不乐，健忘，神呆，行迟，纳呆腹胀，舌暗红，舌边白涎线，苔薄白。

脉象要素：动、细、沉、涩。

治法：清心开郁。

方剂：舒畅解郁方。

方药：刺五加 12 g，桂枝 12 g，白芍 15 g，败酱草 9 g，厚朴 12 g，桂枝

15 g，柴胡 15 g，郁金 12 g，炙甘草 6 g 等。

4. 思虑过度状态

症状：大脑异常兴奋，夜间亦非常清醒，毫无睡意。多性格内向，或有情志内伤、情绪不得宣泄史；情绪低落，郁闷不舒，不善言语，郁郁寡欢；太息嗳气，肩被紧痛，腹部胀满，按之心下及胁部有抵触感，舌边尖暗红透紫，舌苔分布于偏侧。

脉象要素：动、短、细、敛、直、上、下、滑、怠、缓、疾、内曲。

治法：宽心解虑。

方剂：绿美安方。

方药：刺五加 12 g，桂枝 15 g，白芍 12 g，败酱草 9 g，茯苓 15 g，紫苏叶 15 g，合欢皮 15 g，佩兰 12 g，炙甘草 6 g 等。

5. 精神萎靡状态

症状：睡眠时似睡非睡，心境情绪低落，精神困倦，思维迟滞，内容贫乏，瞑目欲眠，自感能力不足，嗜卧少力，肢体倦怠，舌胖大，苔厚腻。

脉象要素：细、涩、枯、滑、敛、沉。

治法：振神启靡。

方剂：振颓方。

方药：刺五加 12 g，桂枝 15 g，白芍 15 g，败酱草 9 g，淫羊藿 12 g，五加皮 15 g，仙鹤草 30 g，郁金 12 g，炙甘草 6 g 等。

综上所述，以中医整体观为指导，以系统辨证脉学特色理论和诊疗技术为核心，结合其他三诊及西医诊断标准，以"疾病过程论"贯穿疾病始终，以中医心理紊乱状态辨证为纲，结合气机辨证、五神辨证、气血和经络辨证等理论，回溯病因、病机的发展过程，把握疾病变化的关键节点，及时对疾病病机衍变做出客观而精准的判断。通过"脉－证－方"相应，采取相应汤剂、针灸、推拿、心理和音乐疗法等综合治疗方案，形成对疾病"防－诊－治"一体的中医诊疗模式，实现了"未病先防，既病防变"的目的，这也充分体现了中医"治未病"思想。通过系统辨证脉学把握疾病发生发展的病因病机和西医疾病，对临床疾病进行准确辨证，从而指导方药、针灸、推拿、心理调摄等多样化治疗方法的实施，制定严格的临床诊疗规范，形成系统的疾病诊疗模式。

第四章

病案举隅

一、中风案 1

石某，女，59 岁，2022 年 9 月 12 日初诊。

【主诉】走路不稳伴尿频、尿急 3 年。

【现病史】患者于 3 年前无明显诱因出现走路不稳，呈醉酒样，伴有尿频、尿急，于某三甲医院诊断为"膀胱炎"，治疗效果欠佳。3 个月前于当地医院行 MR 示：小脑萎缩，腔隙性脑梗死。现症见：走路不稳，呈醉酒样，伴尿频、尿急，耳鸣，纳可，眠差，入睡困难，甚则彻夜难眠，大便次数多，每日 4~5 次。

【既往史】既往腔隙性脑梗死病史 3 年；结核性胸膜炎病史 20 年，已治愈；双侧卵巢切除术后 3 年；膀胱炎病史 3 年；尿潴留病史 3 年。

【中医体征】面色晦暗，表情自然。

【舌象】舌红，苔白厚。

【脉象】

1. 整体脉象：细、敛、刚、直、涩。

2. 左三部整体脉象：细、敛、直、涩、寒。右三部整体脉象：细、涩。

3. 局部脉象：左关动，尺部寒凉。

【病机】痰瘀互结，痹阻经络。

【诊断】中风，中经络（痰瘀互结证）。

【治法】理气化痰，活血通络。

【治疗】

1.中药：半夏9 g，厚朴12 g，紫苏叶9 g，茯苓15 g，柴胡9 g，枳壳12 g，茯神20 g，僵蚕12 g，生黄芪30 g，生山药30 g，薏苡仁20 g，羚羊角粉1 g（冲）。7剂，水煎服，日1剂。

2.现场治疗：针灸，予以腹针疗法，取下风湿点、关元等温补下元，调畅气机。

2022年9月18日二诊。

服药后，走路不稳较前改善，尿频、尿急减轻，纳可，入睡困难好转，二便调。

【治疗】

1.中药：陈皮9 g，桔梗12 g，青皮9 g，苍术12 g，党参15 g，炒王不留行12 g，淡竹叶12 g，蒲公英12 g，藁本15 g。7剂，水煎服，日1剂。

2.现场治疗：针灸，予以腹针疗法，取下风湿点、关元等温补下元，调畅气机。

【按】《内经》中有云"思则气结"，脉象中细、敛表明患者平素性格执着认真，容易较真，心思细腻敏感；直，表明患者性格较为执着，对于自己的病情始终内心不安；刚，表明身体处于紧张状态而不能放松，全身肌肉、筋膜、脉管都处于高度紧绷状态；涩，为血流滞涩，表示时间之长已影响气血运行，气机阻滞，血行滞涩。尺部寒凉表示下焦阳虚，无以温煦，影响下焦水液气化功能，因而尿频、尿急；左侧关部动，表明内心仍有牵挂之事难以释怀。因此方中一方面使用半夏厚朴汤加减及诸风药解思定虑，同时佐以温阳药物温煦下焦，加以腹针疗法调畅气机。治疗后患者自觉内心舒畅，身心放松，后背、腿部肌肉紧绷感明显降低，自觉手脚活动较前灵活自如，内心担心害怕感减轻，睡眠踏实安心。

二、中风案2

马某，男，58岁，2022年1月2日初诊。

【主诉】右侧肢体活动不利、言语欠清、不流利1年，加重2天。

【现病史】患者1年前因劳累出现右手手指活动不利，精细活动难以完成，右下肢活动不利，影响行走，于当地医院诊治。2020年11月30日行CT示：多发腔隙性梗死、缺血灶，考虑部分软化灶，请结合临床及病史；脑萎缩；双侧椎动脉钙化。2020年12月1日行MR示：脑内多发缺血、梗死灶，部分软化灶；双侧脑室旁脑白质脱髓鞘，沃勒变性；符合脑动脉硬化并多发动脉局限性狭窄MRA表现。诊断为"脑梗死"，具体治疗不详，症状略缓解。2天前无明显诱因症状加重，现症见：右手手指活动不利，精细活动难以完成，右下肢活动不利，言语欠清不利，伴头昏沉，全身乏力，短气，无头痛、耳鸣、胸闷等，纳眠可，大便干、排便不规律，小便调。

【既往史】既往多发脑梗死病史10年余，平素服用"拜阿司匹林""阿托伐他汀钙"等。2型糖尿病病史20余年，服用"盐酸二甲双胍片"治疗，控制可。肺气肿病史1年余。

【中医体征】面色晦暗，表情自然，形体偏胖，背阔腰宽。

【舌象】舌暗红，苔白厚腻。

【脉象】

1. 整体脉象：涩、沉、稠、刚、弱。

2. 左三部整体脉象：涩、沉、稠。右三部整体脉象：沉、弱、涩。

3. 局部脉象：寸凸，尺沉弱。

【病机】气虚气滞，寒热错杂。

【诊断】中风，中经络（气虚气滞证）。

【治法】补气行气，清热温寒。

【治疗】

1. 中药：生山药30 g，党参30 g，柴胡12 g，升麻6 g，桔梗6 g，川芎6 g，香附15 g，巴戟天15 g，葛根9 g，黄芩9 g，黄柏6 g，苍术20 g，瓜蒌12 g，防风12 g，白芍15 g，牛蒡子9 g，怀牛膝12 g，炒苦杏仁6 g。7剂，水煎服，日1剂。

2. 现场治疗：针灸，头针疗法，取百会、四神聪等益气升提。

2022年1月13日二诊。

患者右手手指活动不利较前改善，精细活动仍困难，右下肢活动不利缓解，言语不利减轻，头昏沉、全身乏力缓解，大便改善，小便调。

【治疗】

1.中药：瓜蒌21g，薤白9g，姜半夏9g，檀香12g，砂仁6g（后下），丹参12g，黄精20g，藁本9g，炒蔓荆子9g，炒芥子6g，知母20g，醋鸡内金9g，陈皮9g，独活15g，杜仲12g，7剂，水煎服，日1剂。

2.现场治疗：针灸，头针疗法，取百会等穴益气升提。

【按】《内经》中对土形人的描述言："土形之人，比于上宫，似于上古黄帝，其为人黄色圆面、大头、美肩背、大腹、美股胫、小手足、多肉、上下相称行安地，举足浮。安心，好利人不喜权势，善附人也。能秋冬不能春夏，春夏感而病生。足太阴，敦敦然。大宫之人比于左足阳明，阳明之上婉婉然。"患者具有土形人的特点，形体偏胖，背阔腰宽，为人宽厚、踏实，性格敦厚，遇事常置于心中而不能抒发，导致气机郁滞，郁结日久气机下沉郁闭于里鼓动无力而发为本病。患者基础病较多，糖尿病、高脂血症导致脉象稠、涩，反映其血液质地黏稠，血行滞涩不流畅；右脉沉表示气机下沉郁闭于里，故而头昏沉，右侧肢体活动不利；脉弱表明患者气机鼓动无力，活动乏力；寸脉凸代表上焦肺部肺气肿。中药方中一方面疏肝解郁，缓解郁结，同时益气升提，调畅气机。患者针灸过程中头部热感明显，遂出现下肢沉重感减轻，活动较前更加灵活。

三、中风案3

王某，男，62岁。2020年5月14日初诊。

【主诉】左侧肢体活动不利伴情绪低落10余天。

【现病史】患者于2020年4月29日无明显原因出现左上肢抬举不能，左下肢麻木无力，就诊于某医院，诊断为"急性脑梗死"，入院治疗10余天，症状未见明显好转，故入住我科，入院症见：左侧肢体活动不利伴麻木感，平素性格急躁易怒，面赤目红，患病后情志抑郁，纳可，眠差，入睡困难，夜间躁动，小便调，大便10日未行，腹软，无便意。

【既往史】2型糖尿病病史7年，血压升高半个月余。

【查体】左侧上、下肢肌张力降低，左上肢肌力 0 级，左下肢肌力 3 级，右侧肢体肌力正常，生理反射正常，双侧深浅感觉正常。共济运动：右侧指鼻试验稳准，右侧轮替试验稳准，右侧跟膝胫试验阴性，左侧不配合，闭目难立征不能配合。

【中医体征】面色红，口唇色红，表情自然。

【舌象】舌淡红，舌体短缩，左侧舌边整体凹陷，右侧舌边局部凹陷，舌尖较钝，苔黄腻干燥。

【脉象】

1. 整体脉象：浮、散、数、进多退少、来驶去怠。

2. 左三部整体脉象：浮、散、数、进多退少、来驶去怠。右三部整体脉象：散、数、来驶去怠。

3. 局部脉象：左寸关脉浮、刚、热、散、粗，寸部悲伤郁动谐振波，左尺脉细、涩。右寸关脉躁动，右关脉浮、弱，右尺脉枯、涩、敛。

【病机】肝阳上亢，阴虚内热。

【诊断】中风，中经络（肝阳上亢证）。

【治法】平肝潜阳，清热养阴。

【治疗】中药：天麻 30 g（先煎），钩藤 30 g（后下），石决明 30 g，栀子 9 g，杜仲 12 g，茯神 15 g，桑寄生 12 g，川牛膝 15 g，黄芩 12 g，夜交藤 12 g，益母草 12 g，夏枯草 15 g，牡丹皮 12 g，水牛角 3 g（冲服）。7 剂，水煎服，日 1 剂。

【按】患者整体脉象进多退少、来驶去怠，左寸关粗，左尺细，说明患者肝气疏泄太过而收敛不及，阳气偏亢；脉浮、散表明因精血衰耗，水不涵木，木少滋荣，阴不敛阳，肝阳浮越于上；脉数同时说明患者下焦阴虚，虚火浮盛，加速血行；左尺部敛、涩表征日久伤及肝阴，乙癸同源，而致肾阴虚；诸脉象共同表明肝阳上亢，肝肾亏虚。左关部刚尤显提示患者平素脾气大，性情急躁易怒；而左寸凉涩波则表征患者生病后出现的悲伤情绪。《内经》中云："阳气者，烦劳则张。"患者长期烦躁状态，导致肝木升散太过，阳气升散于外，胃土受肝木之克，则胃气大燥，无津液以资大肠，肠中秘结，失其传导之职矣。故中药以天麻钩藤饮为底方平肝息风，补益肝肾，加用水牛角清心养阴，镇静安神，牡丹皮清心凉血，夏枯草清肝泻火，明目散结。治疗后住院期间，患者左侧肢体活动不利及左手麻木减轻，下肢无抖动，精神好转，能与人简单交流，纳可，入睡困难缓解，二便调。

四、中风案 4

王某某，男，71 岁，2021 年 7 月 13 日初诊。

【主诉】头晕半个月。

【现病史】患者半年前无明显诱因出现头晕，走路摇晃，站立不稳，就诊于某医院诊为"腔隙性脑梗死、多发性脑动脉硬化伴狭窄"。现症见：头晕伴头昏沉，夜间较重，呈阵发性发作，两侧头部疼痛，双下肢乏力酸软，走路不稳，耳鸣，口干口苦，纳可，眠差，多梦，眠浅易醒，醒后难以入睡，二便调。

【既往史】腔隙性脑梗死病史 6 个月余。

【中医体征】面色晦暗，表情自然，体形瘦长。

【舌象】舌红，舌体胖大，苔白腻。

【脉象】

1.整体脉象：刚、涩、沉、进多退少、高太多深不及。

2.左三部整体脉象：刚、涩、沉、进多退少、高太多深不及。右三部整体脉象：沉、涩、稠。

3.局部脉象：关脉郁动、强、滑。

【病机】气滞血瘀。

【诊断】中风，中经络（气滞血瘀证）。

【治法】活血化瘀。

【治疗】中药：降香 12 g，槟榔 9 g，枳实 12 g，檀香 9 g，炒苦杏仁 9 g，当归 15 g，熟地黄 20 g，炒桃仁 9 g，红花 9 g，枳壳 12 g，生甘草 6 g，白芍 20 g，柴胡 12 g，川芎 15 g，桔梗 12 g，川牛膝 15 g，14 剂，水煎服，日 1 剂。

2021 年 8 月 1 日二诊。

患者头晕伴头昏沉减轻，两侧头部疼痛缓解，双下肢乏力酸软缓解，走路不稳，耳鸣减轻，口干口苦缓解，纳可，睡眠改善，二便调。舌红，舌体胖大，苔白腻。脉弦、涩、郁动减弱、强、滑、沉、进多退少、高太多深不及。

【治疗】中药：降香 12 g，槟榔 9 g，枳实 12 g，檀香 9 g，炒苦杏仁 9 g，当归 15 g，熟地黄 20 g，炒桃仁 9 g，红花 9 g，枳壳 12 g，生甘草 6 g，白芍 20 g，柴胡 12 g，川芎 15 g，桔梗 12 g，川牛膝 15 g，天麻 20 g（先煎），钩藤 15 g（后下）。14 剂，水煎服，日 1 剂。

【按】一诊中患者关脉郁动、滑、强明显，表明其近来生气郁闷不舒，出现气滞血瘀之象，因此应首先疏肝理气、活血化瘀，方选血府逐瘀汤加减，此首方剂在《医学衷中参西录》中被王清任称为可治疗"胸中血府血瘀"之证。二诊时患者服药后头晕伴头昏沉减轻，两侧头部疼痛缓解，显现出其平素易着急之进多退少、高太多深不及的肝阳上亢脉象，因此方中加用天麻、钩藤平肝潜阳，牛膝引血下行，以缓解走路不稳、耳鸣、口干口苦的症状。

五、中风案 5

张某，女，65 岁，2022 年 1 月 17 日初诊。

【主诉】左侧肢体活动不利 1 年余。

【现病史】患者于 2021 年 1 月无明显诱因出现左侧肢体活动不利，于当地医院就诊，诊断为"脑梗死"，住院治疗期间行脑血管支架术，术后治疗效可，术后 15 天出院，但遗留左侧肢体活动不利、麻木等症状。现症见：左侧肢体活动不利，伴面部、左手麻木，左面部感觉减退，伸舌右偏，偶有饮水呛咳，畏寒，四肢发凉，胃脘部隐痛不适，时欲恶心，无呕吐，腹部胀满，排气增多，纳呆，纳少，眠差，服用地西泮助眠，大便不通，3 日未行，小便可。

【既往史】高血压病病史 10 余年，具体服用药物名称不详，平素血压控制在 145/85 mmHg 左右。2 型糖尿病病史 10 余年，平素皮下注射胰岛素控制血糖，血糖控制在 8.0 mmol/L 左右。

【中医体征】面色暗淡，面带愁容，驼背含胸，语声低微。

【舌象】舌淡白，苔白厚。

【脉象】

1. 整体脉象：偏沉。

2. 左三部整体脉象：沉、粗、曲、郁动。右三部整体脉象：沉、粗、曲、郁动、凸。

3. 局部脉象：寸、关、尺三部均偏沉，寸、关脉偏粗，脉"S"形弯曲，来怠去怠，脉郁动、谐振波躁动明显，脉涩，双寸脉出现凸起，右寸脉凸起明显，双尺脉极其沉、细、弱。

【病机】肝郁气滞，肺气不宣。

【诊断】中风病，中经络（肝气郁结证）。

【治法】疏肝理气，宣肺散寒。

【治疗】

1. 中药：桑白皮 30 g，柏子仁 12 g，徐长卿 20 g，生甘草 6 g，枳壳 20 g，柴胡 15 g，白芍 30 g，远志 12 g，防风 20 g，秦艽 20 g，香附 9 g，川芎 15 g，羚羊角粉 1 g（冲服）。7 剂，水煎服，日 1 剂。

2. 现场治疗：心理疏导，使患者降低对自我病情的过度关注。针刺内关、水沟、丰隆、尺泽、三阴交、风池、足三里、气海。头、颈、肩部刮痧以疏通经络。

2022 年 1 月 25 日二诊。

患者左侧肢体活动不利缓解，麻木减轻，畏寒减轻，胃脘部不适缓解，纳可，眠差，二便调。

【治疗】

1. 中药：桑白皮 30 g，柏子仁 12 g，徐长卿 20 g，生甘草 6 g，枳壳 20 g，柴胡 15 g，白芍 30 g，远志 12 g，防风 20 g，秦艽 20 g，香附 9 g，川芎 15 g，羚羊角粉 1 g（冲服）。7 剂，水煎服，日 1 剂。

2. 现场治疗：针刺内关、水沟、丰隆、尺泽、三阴交、风池、足三里、气海。

【按】《内经》有云："诸气膹郁，皆属于肺。"根据患者脉象反映了其肝气郁结、性情焦躁的特点，故本病的产生以患者性情急躁、常思多虑为前提，处境不舒及情志刺激为触发条件，气机郁滞、阴阳失衡、血脉不畅为病机形成。患者服药配合针刺治疗 3 日后畏寒症状明显较前减轻，服用 7 日后出院，出院时已无饮水呛咳症状，偶有畏寒，仅左下肢夜晚有自觉发凉症状，纳眠可，大便通畅，语声有力，面无愁容。沉、涩、来怠去怠为气机郁滞脉象，气滞则少动，气机郁结于内而不彰于外，故脉显沉象。寸、关脉偏粗，表征肝肺气郁，壅滞上焦，下降不及；脉"S"形弯曲，提示患者内心过度关注自身病情；脉郁动、谐振波躁动明显，按之有麻涩棘手感，给人以内心烦乱的感受，说明患者现情绪不稳，焦虑不安；脉涩、双寸脉出现凸起，表明气郁血结，凝滞痰浊，是患甲状腺结节的脉象表现；双尺脉极其沉、细、弱，是气机闭塞，不能外出肌表，气血郁滞于上则不足于下之象，肝肺郁塞故双尺脉均弱，提示肺之宣肃已伤，而肺与大肠相互络属构成表里关系，故引起患者腑气不通，肠道秘结，传导失司，出现大便不通症状。

六、中风案 6

董某，男，69 岁。2021 年 10 月 20 日初诊。

【主诉】健忘伴视物不清半年余，加重 10 天。

【现病史】患者于半年前无明显诱因出现健忘、命名性失语，精神不振，头部发紧伴视物不清，左上肢发凉，无肢体活动不利、饮水呛咳、视物旋转、吞咽困难等情况，后间断发作健忘伴视物不清。近 10 天以来，无明显诱因上述症状加重。现症见：健忘、命名性失语，精神不振，反应迟钝，头部发紧伴视物不清，左上肢发凉，双下肢发胀、沉重，无肢体活动不利、饮水呛咳、视物旋转、吞咽困难等情况，纳差，眠一般，二便调。

【既往史】高血压病病史 10 年余，脑梗死病史 1 年余，2 型糖尿病病史半年余。

【中医体征】表情淡漠，面色萎黄。

【舌象】舌红，苔白厚腻。

【脉象】

1.整体脉象：下、刚、动、沉、厚、弱、进少退多。

2.左三部整体脉象：刚、厚、动。右三部整体脉象：下、沉、弱。

3.局部脉象：左寸脉细，左关脉刚、沉，左尺脉粗。右寸脉细；右关尺侧有细小凸起，伴有热感；右尺脉稠、粗。

【病机】情志不畅，肝郁气滞，郁而化火，日久出现气机下陷。

【诊断】中风，中经络（肝郁气滞，气机下陷证）。

【治法】疏肝解郁，益气升提。

【治疗】中药：黄芪20g，檀香12g，防风12g，升麻6g，柴胡12g，桔梗6g，黄芩9g，葛根9g，川牛膝12g，苍术20g，香附15g，黄柏6g，牛蒡子9g，炒苦杏仁6g，白芍15g，川芎6g。7剂，水煎服，日1剂，早晚分温服。

2021年10月28日二诊。

家属及本人叙述精神好转，健忘、命名性失语稍减轻，头脑变清亮，双下肢沉重感减轻，纳改善，眠可，二便调。脉下、沉好转，刚、动缓解。原方继服7剂，水煎服，日1剂，早晚分温服。

【按】患者为土形人体质，皮肤黄色偏暗，脸圆头大，肩背丰厚，腹大腰圆腿粗，下肢结实，粗短而厚实，性情木讷，整体脉象可见粗、厚。遇见生气的事情后习惯一味地忍让，不易发泄情绪，愤怒向内表达，日久导致肝气郁结，肝为刚脏，气机阻滞，则整体脉象可见刚、动，左关脉刚甚。由于情绪压抑过度，郁结于内，气沉于内，沉陷于下，则整体脉象可见沉，左关脉沉明显，同时整体脉下，双寸脉相对细小，即脉位超过尺部，肝郁干犯下焦，气机下降不能上升，则必然上虚，上部相对阳气不足，显示"推而下之，下而不上"，故清窍失于濡养，髓海、经脉不能充养，表现出健忘、命名性失语，反应迟钝，头部发紧伴视物不清，左上肢发凉，双下肢发胀、沉重。肝失条达，横逆犯脾，侵犯中焦，导致脾胃运化失常，酿生痰浊，日久气血生化乏源，导致中土虚弱，气弱无力不能升提，转为下陷，进一步导致上焦失于荣养，清阳不升，故整体脉象弱、下，进少退多，双尺脉粗，故表现为健忘，精神不振，懒惰少动，纳差，舌苔厚腻。黄芪"既补三焦、实卫气，与桂同，特益气异耳"，故中药以黄芪为君，性味俱浮，不仅能大补元气，还能升气于表，配合香附、柴胡、苍术、防风辛温升散，疏肝理气，柴胡与升麻、葛根配伍还可升提气机，助黄芪益气升提，檀香温中行气，川芎行气活血，桔梗、杏仁一升一降，诸多理气药合用调理全身气机；黄芩、黄柏清利湿热，牛蒡子疏风清热，使郁热透达外发；白芍柔肝养阴，防温燥伤阴。

七、中风案7

王某某，男，51岁，2020年9月13日初诊。

【**主诉**】发作性左侧肢体无力7个月。

【**现病史**】患者7个月前午睡后出现左侧肢体无力，左上肢可抬举及持物，下肢可行走，伴口周麻木、言语不清，否认视物旋转、双影，否认饮水呛咳，否认意识障碍，症状持续2小时后稍好转，就诊于当地医院，行颅脑CT未见出血，行颅脑MRI示多发性脑梗死，予静滴治疗，此后患者上述症状反复发作，约10天发作1次，持续2小时好转。近日因劳累后左侧肢体无力反复发作，3天左右发作1次，持续4小时缓解。现症见：发作性左侧肢体无力，上肢可抬举，下肢可行走，发作时伴有口周麻木，言语不清，自觉恶心，不发作时如常人；无呕吐，无头晕头痛，无胸闷心慌；纳眠可，二便调。

【**既往史**】高血压病病史1年，窦性心动过缓7个月。

【**中医体征**】面色白，表情自然。

【**舌象**】舌淡红，苔白腻。

【**脉象**】

1. 整体脉象要素：弱、细、缓、怠、思动、进少退多。

2. 左三部整体脉象：思动、细。右三部整体脉象：弱、缓、怠、进少退多。

3. 局部脉象要素：寸散、沉、弱。

【**病机**】思虑过度，气血亏耗，大气下陷，脑窍失养。

【**诊断**】中风先兆（大气下陷证）。

【**治法**】益气升陷，解思定虑。

【**治疗**】

1. 中药：补骨脂15 g，当归12 g，升麻9 g，陈皮6 g，山萸肉20 g，白芍18 g，炒苦杏仁6 g，桔梗9 g，防风18 g，柴胡12 g，知母12 g，牛蒡子9 g，鸡内金9 g，山药45 g，炙黄芪30 g，党参30 g。14剂，水煎服，日1剂。

2. 现场治疗：针灸，予以腹针疗法，取下风湿点、关元等温补下元，调畅气机。

2020年10月20日二诊。

患者中风先兆症状未再发，并表示乏力感明显改善，保留上方党参、炙黄芪、升麻、山药、柴胡，配伍半夏厚朴汤以解思定虑。

【治疗】中药：半夏 9 g，厚朴 12 g，紫苏叶 15 g，茯神 21 g，防风 12 g，远志 12 g，当归 15 g，白芍 21 g，山药 30 g，炙黄芪 15 g，党参 15 g，升麻 9 g，柴胡 12 g，白鲜皮 12 g。7 剂，水煎服，日 1 剂。

【按】患者整体脉象的思动及进少退多、缓、怠表征长期思虑过度，《景岳全书》言"思则气结，结于心而伤于脾也"，伤及心脾，心脾伤，则气血亏虚，搏动无力；局部脉象寸散、沉、弱表征患者上焦气虚。整体脉象要素与局部脉象要素共同指示出患者因思虑过度而至大气下陷，无以充养脑窍，最终发为中风先兆的病机过程。本病虽起于思虑过度状态，但气陷状态较急，处理不当易由中风先兆发为中风病，故而当急则治标，益气升陷，待疾病稳定，缓则治本，在益气基础上解思定虑。

八、中风案 8

孙某某，女，69 岁，2021 年 11 月 12 日初诊。

【主诉】左侧肢体活动不能伴意识不清 4 个月余。

【现病史】患者于 2021 年 6 月 30 日无明显诱因出现左侧肢体活动不能，意识清，于某院诊为"脑梗死"，予溶栓治疗。2021 年 7 月 2 日患者突发脑出血，意识模糊，右上肢不自主活动，行脑出血引流术。2021 年 8 月 6 日患者出现发热、憋喘、咳血痰，转入某院 ICU 治疗。现为求中西医结合诊疗，特来我科就诊。入院症见：神志模糊，左侧肢体活动不能，偶发自言自语，意识不清，右侧上肢不自主抖动，左上肢及左侧肋部散在红斑、丘疹，气管切开辅助通气，间断吸氧，鼻饲饮食，留置导尿，大便秘结难下。

【既往史】高血压病病史 7 年。

【中医体征】意识模糊，被动体位。

【舌象】舌红，苔黄厚腻。

【脉象】

1. 整体脉象：上、进多退少、高太过深不及、来疾去疾、刚、动。

2. 左三部整体脉象：刚、动、上。右三部整体脉象：进多退少、高太过深不及、来疾去疾。

3. 局部脉象：双侧寸、关热，左关凸、滑，双侧寸、关粗。

【病机】痰热阻滞，风痰上扰，腑气不通。

【诊断】中风，中脏腑（痰热腑实证）。

【治法】清热化痰，开窍醒神，通腑泻热。

【治疗】

1. 中药：黄芩 12 g，瓜蒌 30 g，炒桃仁 9 g，大黄 6 g（后下），枳实 15 g，牡丹皮 12 g，川牛膝 15 g，生地黄 20 g，杜仲 12 g，石决明 30 g（先煎），钩藤 30 g（后下），炒酸枣仁 45 g，茯神 15 g，黄连 6 g，天麻 30 g（先煎）。4 剂，水煎服，日 1 剂。

2. 现场治疗：针灸，取手厥阴心包经内关穴调畅情志。

2021 年 11 月 16 日二诊。

患者腑气不通明显改善，神识模糊改善，上方基础上减通腑化痰药物。

【治疗】中药：乌梅 30 g，炒酸枣仁 45 g，益母草 12 g，茯神 15 g，黄芩 12 g，首乌藤 12 g，川牛膝 15 g，桑寄生 12 g，杜仲 12 g，石决明 30 g（先煎），钩藤 30 g（后下），天麻 30 g（先煎），黄连 6 g，肉桂 6 g，骨碎补 20 g，半夏 9 g。7 剂，水煎服，日 1 剂。

【按】该患者整体脉象为上、进多退少、高太过深不及、来疾去疾、刚，表征患者有气血上逆、肝阳上亢的趋向；局部脉象双侧寸、关热，左关凸、滑，双侧寸、关粗，表征患者上焦痰热壅盛，痰热阻滞。《素问》云："血之与气，并走于上，则为大厥，厥则暴死，气复反则生，不反则死。"整体脉象与局部脉象共同表征了阳亢于上、痰热阻滞的病机特点，故而处方以平肝、通腑、化痰醒神为主。

九、中风案 9

齐某某，女，86 岁，2018 年 12 月 2 日初诊。

【主诉】左侧肢体活动不利 4 天。

【现病史】患者 4 天前因情绪波动出现左侧肢体活动不利，未经治疗，上述症状未见明显缓解，为求进一步专科诊疗，特来就诊。现症见：左侧肢体活动不利，伴言语不清，吞咽困难，饮水呛咳，咳嗽、咳痰、痰多难咳，纳少，嗜睡，小便频，大便干，每周 1 行。

【既往史】高血压病病史 8 年。

【中医体征】面色白，表情自然，肢体修长。

【舌象】舌红，苔白微腻。

【脉象】

1. 整体脉象：沉、细、缓，脉管壁与周围组织边界不清。

2. 左三部整体脉象：沉、细。右三部整体脉象：缓，脉管壁与周围组织边界不清。

3. 局部脉象：左关郁动、凸、热。

【病机】气血不足，脉络空虚，风痰入中，气血闭阻。

【诊断】中风，中经络（风痰入络证）。

【治法】解郁祛风，化痰通络。

【治疗】

1. 中药：瓜蒌 21 g，半夏 9 g，薤白 12 g，紫苏梗 21 g，防风 21 g，生甘草 6 g，川芎 15 g，白芍 30 g，丹参 21 g，牡丹皮 20 g，栀子 12 g，苦杏仁 9 g，黄芩 12 g，麦冬 30 g，片姜黄 15 g，红花 12 g，檀香 6 g，砂仁 3 g（后下）。14 剂，水煎服，日 1 剂。

2. 现场治疗：针灸，取手厥阴心包经内关穴调畅情志。

【按】整体脉象沉、细、缓表征患者脉搏中血液亏少，络脉空虚的基础；局部脉象左关郁动、凸、热表征患者风痰壅盛，肝郁，郁闷不舒。整体脉象与局部脉象共同表征患者郁闷不舒状态下络脉空虚，风痰入中，气血闭阻，发为中风病的过程。唐代以后，历代医家开始将中风病归于"内风"致病，《丹溪心法》中载"半身不遂，大率多痰"，长期的恼怒、忧愁、压抑等不良情绪致使情志不舒，气机失于条达，脾胃运化无力，络脉空虚，津液运行不利，化生为痰浊，痰浊引动内风，发为中风病，故以解郁、化痰祛风通络为治法。

十、痿证案 1

牛某，男，42 岁，2022 年 1 月 11 日初诊。

【主诉】 复视 3 个月余。

【现病史】 患者于 3 个月前无明显诱因出现复视，后于某三甲医院诊为"重症肌无力"，予大剂量激素及丙球蛋白冲击治疗，后患者复视症状改善，自觉双下肢乏力。现症见：复视，自觉双下肢乏力，易疲劳，咽中有异物感，无吞咽困难及饮水呛咳，无呼吸困难，无眼睑下垂，无胸闷心慌及恶心呕吐，纳可，眠浅易醒，多在凌晨 3 点醒来，醒后复睡困难，二便调。

【既往史】 1 年前因"尿路结石"行手术治疗。

【中医体征】 面色白，表情自然，肢体修长。

【舌象】 舌暗红，舌根苔白厚腻。

【脉象】

1. 整体脉象：涩、弱、细、敛，谐振波密。

2. 左三部整体脉象：来怠去怠、细。右三部整体脉象：涩、敛、细。

3. 局部脉象：上热下凉，关部郁动。

【病机】 气滞血瘀。

【诊断】 痿证（气滞血瘀证）。

【治法】 活血化瘀。

【治疗】

1. 中药：枳壳 12 g，香附 9 g，炒山药 30 g，黄芩 60 g，丹参 20 g，肉桂 6 g，干姜 6 g，炒僵蚕 12 g，片姜黄 15 g，茯苓 12 g，厚朴 12 g，半夏 9 g，紫苏叶 9 g，茯神 20 g。7 剂，水煎服，日 1 剂。

2. 现场治疗：针灸，针刺头部阿是穴、顶颞前斜线等松解头部筋膜。

2022 年 1 月 19 日二诊。

服药后复视较前缓解，自觉双下肢乏力减轻，疲劳感明显减轻，咽中异物感消失，纳可，眠浅易醒改善，二便调。

【治疗】 服药症状改善，继服上方。

【按】《内经》中有云："阳气者，精则养神，柔则养筋。"患者执着认真仔细，处在焦虑紧张状态之中而不能放松，全身筋膜紧张致气血运行不畅，全身阳气分布不均，机体上部热象明显，而下部寒凉，患者还有内心生气郁于心中不解之感。脉象弱、来怠去怠表明患者周身乏力，气血不畅，细、敛表明患者认真仔细，谐振波密集表明其处在焦虑紧张状态之中，涩为气血滞涩、气血运行不畅。局部脉象中上热下凉说明患者机体上热下寒，上焦燥热夜间难眠，下焦寒凉下肢乏力，关部郁动表明患者曾有生气经历，内心尚未平息。因此治疗上一方面使用诸风药缓解紧张状态，同时用黄芩、干姜、肉桂清上温下，加之香附、枳壳疏肝解郁，服药后患者内心焦虑缓解，咽中异物感消失，患者脉象中上热下寒及密集的谐振波较前明显改善。

十一、痿证案2

林某，男，58岁，2021年12月16日初诊。

【主诉】双上肢乏力伴言语不利3个月余。

【现病史】家属代述患者于2021年8月出现上肢乏力伴言语不利，并进行性加重。于某医院诊为"运动神经元病"。现症见：双上肢无力，右手活动困难，双上肢偶有肌束颤动，近来开始出现下肢乏力，自觉全身乏力、困倦，言语不清，偶有饮水呛咳，怕冷，手心汗出，痰多，色黑，难以咳出，纳可，入睡困难，常于凌晨2点自行苏醒，醒后难以入睡，小便黄，大便排出困难，2～3日1行。

【既往史】既往健康状况可。

【中医体征】面色晦暗，皮肤干枯，表情自然。

【舌象】舌体缩小，凹凸不平，舌红，苔白厚。

【脉象】

1.整体脉象：热、稠、刚、直、弱、来怠去怠。

2.左三部整体脉象：热、涩、稠、直。右三部整体脉象：沉、弱、来怠去怠。

3.局部脉象：寸稠、热甚，尺弱。

【**病机**】气滞血瘀，痰浊内阻。

【**诊断**】痿证（气滞痰阻证）。

【**治法**】活血行气，化瘀祛痰。

【**治疗**】

1. 中药：荆芥12 g，防风15 g，炒苦杏仁9 g，黄芩12 g，秦艽20 g，党参12 g，知母12 g，当归15 g，熟地黄12 g，炒桃仁9 g，红花9 g，枳壳12 g，生甘草6 g，白芍20 g，柴胡12 g，川芎15 g，桔梗12 g，川牛膝15 g。14剂，水煎服，日1剂。

2. 现场治疗：针灸，取双上肢筋脉阻滞点。

2021年12月30日二诊。

患者右手活动不利改善，可抬举，大量排痰后痰涎减少，仍言语不利、表述困难，双手伸展困难，偶有饮水呛咳，眠差，大便秘结，小便可。

【**治疗**】

1. 中药：荆芥12 g，防风15 g，炒苦杏仁9 g，黄芩12 g，秦艽20 g，党参12 g，知母12 g，当归15 g，熟地黄12 g，炒桃仁9 g，红花9 g，枳壳12 g，生甘草6 g，白芍20 g，柴胡12 g，川芎15 g，桔梗9 g，川牛膝15 g，羌活12 g，天麻20 g（先煎），伸筋草15 g。14剂，水煎服，日1剂。

2. 现场治疗：针灸，取双上肢筋脉阻滞点。

【**按**】患者平素常生闷气，导致气机郁结，气机不畅日久化热难以运化水液，从而脉象稠、热为其最显著特征，且寸部尤甚，表明上焦肺部乃此痰热之源，痰热郁于上焦，气机运化无力。脉管壁刚表明机体全身肌肉筋膜张力较高，直表明患者性格直爽，弱、来怠去怠表明机体气虚，气血不足无力鼓动脉管搏动。因此方用血府逐瘀汤加减首先缓解其气机郁结之征，同时佐以清热、化痰通络药物，针灸旋即出现双耳及背部冒出冰冷凉气，自觉心中舒畅，双上肢抬举旋转幅度较前提升，胸廓呼吸动度增加，呼吸深长。正如《金匮要略》中云"大气一转，其气乃散"，治疗过程中患者元气来复，气化功能得以康复通转，邪气驱散，疾病向愈。

十二、痿证案 3

焦某某，女，54 岁。2020 年 6 月 5 日初诊。

【主诉】右侧上睑下垂 10 年，加重 1 年。

【现病史】患者自述 10 年前无明显诱因出现右侧上睑下垂，伴抬举无力，晨轻暮重，就诊于某三甲医院，诊断为"重症肌无力"，予以"溴吡斯的明"口服，效可。患者于 1 年前病情加重，为求进一步中西医结合系统诊疗，特入住我病区。入院症见：右侧上睑下垂，伴抬举无力，晨轻暮重，偶有头晕伴视物旋转，恶心呕吐，无眼前发黑，无头痛，全身乏力，颈肩部僵硬不适，情绪烦躁。纳可，眠差，入睡困难，眠浅易醒，盗汗，二便调。

【既往史】高血压病病史 10 年余，22 年前因"宫外孕"行"人工流产术"。

【查体】右侧眼睑下垂、轻度水肿，对光反射灵敏，无眼震，颅神经（－）。

【中医体征】面色萎黄，右侧上睑下垂，全身乏力。

【舌象】舌红，苔黄腻。

【脉象】

1. 整体脉象：上、郁动、进多退少、高太过深不及。

2. 左三部整体脉象：上、进多退少、郁动。右三部整体脉象：郁动、进多退少、高太过深不及。

3. 局部脉象：左寸脉强、内曲、细，左关脉凸，左尺脉细、弱、枯；右寸脉强、粗、凸、热，右尺脉弱。

【病机】肝阳上亢，肝肾阴虚。

【诊断】痿证（肝阳上亢证）。

【治法】平肝潜阳，养阴柔肝。

【治疗】

1. 中药：天麻 30 g（先煎），钩藤 30 g（后下），栀子 9 g，黄芩 12 g，桑寄生 12 g，川牛膝 15 g，杜仲 12 g，僵蚕 12 g，益母草 12 g，首乌藤 15 g，前胡 12 g，蝉蜕 6 g，荆芥 12 g，防风 20 g。

2. 针刺：选取风池、天柱、头维、颈夹脊、头皮针视区等。

3. 其他：太阳经拔罐，膻中穴刮痧。

【按】脉象中的上、进多退少、高太过深不及、双寸强尺弱表征整体气机运动升降失衡，上逆太过；右寸部脉的粗、凸、热表征阳气升动太过，风阳上扰，故头晕、恶心呕吐；左尺脉细、枯，双尺脉弱为气机不得下潜，阴亏失养，津液亏虚。整体脉郁动，左关脉凸表明患者长期情绪郁闷，急躁恼怒。《内经》中云"肝主身之筋膜"，烦躁生气，郁怒焦虑，肝为刚脏，其气易亢易逆，日久气郁化火，耗伤阴血，肝肾阴血亏于下，阴不涵阳，以致肝阳升动太过，筋失濡养发为痿证。肝经虚热，热扰神明，故出现入睡困难，眠浅易醒，热迫阴液外出，故出现盗汗。左寸内曲、细，为思虑过度中的"惦念关注"状态，说明患者过度关注自己的症状。综合脉象表现，体现出"上实下虚"的状态。故用天麻钩藤饮平肝潜阳、清热滋阴，荆芥、防风升散气机，僵蚕、蝉蜕疏风散邪，前胡降气清热。诸药合用，平肝潜阳，疏散肝之邪气。患者服药及针灸治疗后，诸症皆缓，右侧上睑下垂、抬举无力明显改善，头晕未再发作，全身乏力消失，烦躁情绪明显好转，颈肩部僵硬改善，纳眠可，二便调。

十三、痿证案 4

李某，女，63 岁，2021 年 4 月 1 日初诊。

【主诉】全身乏力伴憋闷 1 年余。

【现病史】患者于 1 年前出现全身乏力，后逐渐加重，于某三甲医院诊为"运动神经元病"，口服"利鲁唑""丁苯酞"等治疗，效果一般。现全身乏力、憋闷、喑哑，持重物困难，走路不稳，长时间行走即觉乏力，蹲下后难以起身，双上肢伸展不利伴肌肉跳动，口腔溃疡，纳眠可，二便调。

【既往史】患者既往体健。

【中医体征】面色晦暗，表情自然，体形宽厚。

【舌象】体瘦，舌肌萎缩，舌红、淡嫩，苔黄厚。

【脉象】

1. 整体脉象：热、弱、稠、刚、进多退少、高太多深不及，血管壁及浮层、中层血流热，底层血流寒。

2.左三部整体脉象：热、弱、稠、刚、进多退少、高太多深不及。右三部整体脉象：沉、涩、热、弱、稠。

3.局部脉象：关郁动，尺部寒凉。

【病机】肝阳上亢，气虚内热。

【诊断】痿证（肝阳上亢证）。

【治法】平肝潜阳，益气清热。

【治疗】中药：生黄芪60 g，人参15 g（另煎），天麻20 g（先煎），钩藤20 g（后下），白芍20 g，当归15 g，柴胡12 g，枳壳12 g，僵蚕9 g，炒苦杏仁9 g，香附15 g，苍术20 g，桔梗12 g，生甘草6 g，秦艽20 g，黄芩12 g，黄柏9 g，沙参30 g，麦冬30 g。14剂，水煎服，日1剂。

2021年4月17日二诊。

患者现症见全身乏力略缓解，憋闷减轻，仍有喑哑，持重物困难，走路不稳略缓解，双上肢伸展不利伴肌肉跳动减轻，口腔溃疡缓解，纳眠可，二便调。舌体瘦，舌肌萎缩，舌淡嫩。脉象热，弱，稠，刚，进多退少，高太多深不及，血管壁及浮层、中层血流热，底层血流寒。

【治疗】中药：黄芪60 g，人参15 g（另煎），天麻20 g（先煎），钩藤20 g（后下），白芍20 g，当归15 g，柴胡12 g，枳壳12 g，僵蚕9 g，炒苦杏仁9 g，香附12 g，苍术12 g，桔梗9 g，生甘草6 g，秦艽20 g，沙参15 g，麦冬15 g。14剂，水煎服，日1剂。

【按】患者整体脉象中的进多退少，高太多深不及，血管壁及浮层、中层血流热，表明肝阳上亢的基本病机，但是细探其脉象又会察觉其底层血流寒、沉、涩、尺部寒凉的阳气虚之象，还兼有生气后关脉凸之象，因此在治疗上，一方面平肝潜阳，同时应益气补气，还兼以疏肝理气、清解内热。正如《慎疾刍言》中说："能长年者，必有独盛之处，阳独盛者，当补其阴，阴独盛者，当补其阳。"其中"独盛"即为阴阳相对而言的虚亢。因此方中选用天麻、钩藤平肝潜阳，同时黄芪、人参益气，柴胡、枳壳、炒杏仁、桔梗、香附等理气，秦艽、僵蚕此类风药能够降低心理张力，沙参、麦冬滋阴润燥。

十四、痿证案5

孙某，女，64岁，2021年12月29日初诊。

【主诉】右侧上睑下垂6年，加重半年。

【现病史】患者自述6年前无明显诱因出现右侧上睑下垂，伴抬举无力，晨轻暮重，就诊于当地医院，诊断为"重症肌无力"，予以"溴吡斯的明"口服，病情好转。患者于半年前病情加重，再次出现右侧上睑下垂，自服"溴吡斯的明"，效一般，遂来就诊，停用"溴吡斯的明"，改为口服中药治疗，效可。入院症见：右侧上睑下垂，偶有头晕伴视物旋转，恶心呕吐，无眼前发黑，无头痛，全身乏力，颈肩部僵硬不适，情绪烦躁。纳可，眠差，入睡困难，眠浅易醒，盗汗，二便调。

【既往史】高血压病病史10年余。

【中医体征】表情自然，面色少华，形体正常，动静姿态，语气清，气息平，无异常气味。

【舌象】舌红，苔黄腻。

【脉象】

1. 整体脉象：上、寸强尺弱、进多退少、高太过深不及。

2. 左三部整体脉象：动、曲、凸。右三部整体脉象：动、粗、凸、热。

3. 局部脉象：双寸郁动，右寸粗、凸、热，左寸内曲、细，左关凸。

【病机】肝阳上亢，肝不主筋。

【诊断】痿证（肝肾亏损证）。

【治法】平肝潜阳，养阴柔肝。

【治疗】

1. 中药：天麻钩藤饮加减。天麻30 g（先煎），钩藤30 g（后下），炒僵蚕12 g，益母草12 g，首乌藤15 g，栀子9 g，黄芩12 g，桑寄生12 g，川牛膝15 g，杜仲12 g，前胡12 g，蝉蜕6 g，荆芥12 g，防风20 g，石决明30 g（先煎）。7剂，水煎服，日1剂。

2. 现场治疗：针刺肝俞、肾俞、太冲、太溪以补益肝肾。

2022年1月7日二诊。

患者右侧上睑仍下垂但抬举有力，头晕减轻，纳可，眠浅，二便调。

【治疗】

1. 中药：天麻钩藤饮加减。天麻 30 g（先煎），钩藤 30 g（后下），炒僵蚕 12 g，益母草 12 g，首乌藤 15 g，栀子 9 g，黄芩 12 g，桑寄生 12 g，川牛膝 15 g，杜仲 12 g，前胡 12 g，蝉蜕 6 g，荆芥 12 g，防风 20 g，石决明 30 g（先煎）。7 剂，水煎服，日 1 剂。

2. 现场治疗：针刺肝俞、肾俞、太冲、太溪以补益肝肾。

【按】《素问·三部九候论》言："上实下虚，切而从之。"根据脉象显示患者气机整体在上，阳气升动太过，阴津亏虚，且长期情绪急躁、思虑过度，综合脉象表现，体现出"上实下虚"的状态，病机为肝阳上亢，肝肾阴虚。故用平肝潜阳的天麻钩藤饮为方底，加用养阴柔肝的药物。整体脉象的上、寸强尺弱、进多退少、高太过深不及表征了整体气机运动升降失衡；右寸部脉的粗、凸、热表征了阳气升动太过；左尺脉细、弱、枯为气机不得下潜，阴亏失养，津液亏虚；双寸郁动、左关凸表明患者长期郁闷并急躁恼怒；左寸内曲、细为思虑过度中的"惦念关注"状态，表明患者过度关注眼部症状。

十五、痿证案 6

刘某，男，44 岁，2022 年 9 月 13 日入住我科。

【主诉】全身无力 1 年，加重 2 个月余。

【现病史】患者于 1 年前无明显诱因出现全身无力，双上肢显著，伴肌肉萎缩，后逐渐出现双下肢无力明显。于 2022 年 6 月 28 日就诊于某三甲医院，诊为"运动神经元病"，多次给予口服药"利鲁唑片""甲钴胺片"及注射"依达拉奉注射液"等治疗，效一般；曾行针灸、中药等中医治疗，效一般。2 个月前无明显诱因病情逐渐加重，双上肢肌力减退明显，无法自主运动，肩关节肌肉萎缩，双下肢肌力减退，无法行走。现症见：全身无力，右面部肌肉撕裂痛，双上肢不能自主活动，双手心汗多，双下肢无力，不能行走，双踝关节僵硬不灵活，翻身困难，稍有憋闷，张口不便，咀嚼困难，纳眠可，二便调。

【既往史】腰椎间盘突出症病史 5 年，上颌窦炎、筛窦炎病史 1 年余。

【**查体**】言语欠清，不流利，喉发音嘶哑，吞咽困难，咽反射减弱，双侧耸肩不对称，无力，伸舌居中，舌肌萎缩。掌颌反射（＋），双侧大小鱼际肌肉萎缩，左上肢近端肌力 3 级、远端肌力 2 级，右上肢近端肌力 2 级、远端肌力 2 级，左下肢近端肌力 4 级、远端肌力 3 级，右下肢近端肌力 4 级、远端力 4 级（－），双侧肱二头肌反射（＋），双侧肱三头肌反射（＋），双侧膝跳反射、跟腱反射（＋＋＋），双侧深浅感觉正常；双侧 Hoffmann 征阳性，双侧 Babinski 征阳性；共济运动：双侧指鼻试验不能完成，双侧轮替试验不能完成，双侧跟膝胫试验欠稳准，闭目难立征不能完成。

【**中医体征**】表情淡漠，面色萎黄，被动体位。

【**舌象**】舌暗红，苔黄腻。

【**脉象**】

1. 整体脉象：弱、散、下、稀、进少退多、高不及深太过、疾、枯、刚、内曲。

2. 左三部整体脉象：弱、散、刚。右三部整体脉象：散、下、枯。

3. 局部脉象：关沉，右尺枯、涩、寒。

【**病机**】先天不足，后天失养，元气亏虚，气机下陷。

【**诊断**】痿证（脾肾亏虚证）。

【**治法**】补气温阳，升提气机。

【**治疗**】中药：升陷汤加减。生黄芪 30 g，人参片 15 g（另包），山药 30 g，白术 9 g，生地黄 9 g，鹿角胶 10 g（烊化），北沙参 20 g，杜仲 15 g，枸杞子 15 g，菟丝子 20 g，桔梗 9 g，补骨脂 15 g，升麻 12 g，葛根 30 g，柴胡 15 g，鸡内金 9 g，地龙 9 g。3 剂，水煎服，日 1 剂，早晚分温服。

患者服药后自觉呼吸轻快，胸部憋闷感、周身乏力感减轻，语声提高，面部疼痛减轻，故给予原方继服。

【**按**】脉象刚、内曲，说明患者性格执拗，平素思虑较多，故血管壁弹性小，脉形向内弯曲，脾气急躁，故脉疾，血流速度快；元气亏虚，气虚无力升举，故脉下；脏腑虚衰，脾气亏虚，气血生化乏源，故脉象弱、稀；血液有形物质减少，气虚鼓动无力，故脉散、进少退多、高不及深太过；肾阳亏虚，下焦失于温养，故右尺寒、枯、涩。中药以益气升提、温补脾肾为原则，方选升陷汤加减。方中用大剂量黄芪益气升阳，人参培补元气，山药、白术健脾益气，助黄芪、人参益气之功；《医学启源》云"人参，气温，味甘，治脾肺阳气不足，及肺气喘促，短气少气，补中缓中……善治短气，非升麻为引用，不能补上升之气"，故用升麻配伍柴胡、葛根升阳举陷，助黄芪升提气机；桔梗载药上行；沙参滋阴清热；鹿角胶温补肾阳，填精补髓；生地黄、枸杞子、山药滋阴益肾，养肝补脾；菟丝子补阳益阴，固精缩尿；补骨脂补肾壮阳；地龙活血通络；鸡内金健脾散结，防诸药碍脾。

十六、痿证案 7

王某，女，56 岁，2021 年 1 月 5 日初诊。

【主诉】肌肉进行性无力 2 年。

【现病史】患者于 2 年前无明显诱因出现右侧上眼睑下垂，睁眼困难，就诊于我院，口服中药治疗，效可，右侧上眼睑下垂缓解。2020 年 4 月无明显诱因出现双上肢无力，持物无力，就诊于当地医院，诊为"重症肌无力"，给予口服激素类药物治疗，具体药物不详，效果不明显。现症见：四肢无力，持物不能，双眼畏光，纳眠可，二便调。

【既往史】无特殊病史。

【中医体征】表情疲倦，面色晦暗，喜闭眼，语气清。

【舌象】舌尖红，苔白腻，舌体短小。

【脉象】

1.整体脉象：动、浊、稠、涩、刚、敛。

2.左三部整体脉象：刚、稠、动。右三部整体脉象：稠、浊、涩。

3.局部脉象：寸沉，关刚、浮、粗。

【病机】肝气郁结，不得疏泄，气郁不疏，水液运行不畅，凝聚为痰，阻滞经络；气为血之帅，气滞则血瘀，停聚于上焦，胸阳痹滞，上焦壅塞，肺气郁闭，不能为脾将精微物质输布于周身，肢体经脉失于濡养。

【诊断】痿证（肺气郁痹，痰气互结证）。

【治法】宽胸理气，行气活血，通经活络。

【治疗】中药：瓜蒌薤白半夏汤加减。瓜蒌 21 g，薤白 12 g，半夏 9 g，檀香 6 g，砂仁 3 g（后下），白芍 30 g，丹参 21 g，红花 12 g，川芎 15 g，紫苏梗 15 g，防风 21 g，生甘草 6 g。7 剂，水煎服，日 1 剂，早晚分温服。

2021 年 1 月 14 日二诊。

患者自述四肢无力改善，双眼畏光减轻，服药 2 天后，双脚心及脚面瘙痒；纳眠可，大便稀，每日 2～3 行，小便调。舌红，苔黄腻。脉右刚敛直上，左疾、边界不清、浊。故在原方基础上加牡丹皮 20 g，桑白皮 20 g，柏子仁 12 g。7 剂，水煎服，日 1 剂，早晚分温服。

【按】通过与患者交流，发现其个性偏内向，不善诉说，故脉象敛，时常隐忍，爱生闷气，故脉刚、动，表现为血管壁弹性减小，脉搏搏动时血管壁及周围组织谐振波增加，给人一种麻涩感；脉象稠、浊，说明血液内容物增加，痰浊内生；脉象涩，说明血行不畅、滞涩；寸沉，说明气滞、痰浊壅塞于上焦，肺气郁闭；关刚、浮、粗，说明肝气郁结，中焦气机不畅。故中药以宽胸理气、行气活血为原则，方选瓜蒌薤白半夏汤加减。方中瓜蒌、薤白、半夏辛开苦降，化痰散结，开通胸部闭塞；檀香、砂仁温中行气，助瓜蒌、半夏调畅中焦气机，同时燥湿化痰；丹参、红花活血化瘀；川芎行气活血，兼有疏肝之效；《本草经疏》言"芍药禀天地之阴，而兼得甲木之气"，故用白芍柔肝养阴，补肝体以助肝用；紫苏梗、防风疏风散邪；甘草调和诸药。患者服药后，体内沉积的郁热外发，故出现双脚心及脚面瘙痒，说明疾病转归良好，而不是疾病加重、出现新症状的表现。肝郁日久则郁而化火，故根据患者服药后脉象，加用牡丹皮以疏肝凉血，桑白皮清热疏风，同时加用柏子仁宁心安神。

十七、痿证案 8

李某某，男，63 岁，2022 年 2 月 12 日初诊。

【主诉】四肢乏力 8 年余，加重 8 个月。

【现病史】患者自述 2014 年于北京协和医院行胸腺瘤切除，术后出现四肢无力，眼睑下垂，经治疗后症状好转（具体用药不详）；8 个月前，患者再次出现四肢乏力，右侧上眼睑下垂。现症见：四肢无力，右眼睑下垂，咀嚼力减退，味觉减退，纳眠可，大便稀。

【既往史】胆囊息肉1年余，胸腺瘤术后7年余。

【中医体征】未见明显异常。

【舌象】舌暗红，苔白，微腻。

【脉象】

1.整体脉象：细、敛、郁动、热、弱、进多退少。

2.左三部整体脉象：郁动、细、敛。右三部整体脉象：弱、进多退少。

3.局部脉象：左寸热甚。

【病机】肝郁化火，火热伤气，气血耗伤，筋脉失养。

【诊断】痿证（络脉瘀阻证）。

【治法】疏肝泻热，行气通络。

【治疗】

1.中药：柴胡12 g，枳壳20 g，白芍30 g，当归15 g，防风20 g，川芎15 g，徐长卿20 g，黄芩9 g，黄柏12 g，荆芥12 g，党参20 g，郁金15 g，木香6 g，炒苦杏仁9 g。14剂，水煎服，日1剂。

2.现场治疗：针灸，取内关穴、太冲穴调畅情志。

2022年2月25日二诊。

患者自述四肢乏力感改善，疲劳改善。原方加五加皮20 g，独活12 g，葛根30 g。14剂，水煎服，日1剂，早晚分温服。

【按】整体脉象细、敛、郁动表征患者在郁闷不舒状态下气机郁结不能条达，故而出现血管收缩，热、进多退少表征患者郁闷不舒，气机郁结，郁而化火。《素问》云"少火生气，壮火食气"，火热耗伤人体正气，正气不能充养筋脉肌肉，故而出现肢体乏力。局部脉象左寸热甚，表征患者火热主要郁结在肝。因而以疏肝泻热，行气通络为治法。

十八、痿证案9

张某，女，61岁。2020年11月3日来诊。

【主诉】全身乏力伴行走困难，言语不流利3年余。

【现病史】患者于3年前无明显诱因出现全身乏力、麻木，腰腿疼痛，动作迟缓，夜间翻身困难，言语欠清、不流利，行走乏力，伴嗅觉减退。现症见：全身乏力、麻木，行走困难，神情呆滞，动作迟缓，言语欠清、不流利，头晕，胸闷气短，鼻塞，视物模糊，咽痛，膝关节疼痛，自觉左侧臀部至足跟后侧发胀，腹胀，无腹痛，纳可，眠差，大便干，2~3日1行，小便频数。

【既往史】8年前由车祸导致头部外伤，青光眼、白内障术后5年余，腰椎间盘突出术后2年余，甲状腺结节病史1年半。

【中医体征】面色晦暗，表情呆滞，动作迟缓。

【舌象】舌暗红，有瘀点，苔白滑。

【脉象】

1. 整体脉象：上、刚、滑、怠、弱、涩、郁动。

2. 左三部整体脉象：上、刚、滑、郁动。右三部整体脉象：刚、滑、怠、弱、涩。

3. 局部脉象：左寸脉凸、热、浮，左关脉涩、凸、粗；右寸脉浮，右尺脉枯、细。

【病机】肝郁肾虚，痰浊上泛。

【诊断】痿证（肝郁肾虚证）。

【治法】疏肝化痰，补益肝肾。

【治疗】

1. 中药：半夏9 g，厚朴12 g，紫苏叶15 g，茯神20 g，防风12 g，远志12 g，当归15 g，白芍20 g，桂枝9 g，炒桃仁9 g，骨碎补12 g，肉苁蓉15 g，川牛膝12 g，乌药15 g，丹参20 g，柏子仁30 g。7剂，水煎服，日1剂。

2. 现场治疗：选取内关、鱼际、手三里、印堂、上星、玉枕、脑户等穴位针刺，神阙穴隔物灸。

【按】患者整体脉象中的刚、郁动和左关涩、凸、粗代表其长期生闷气，导致气机郁闷不舒，郁于中焦，中焦作为气机升降枢纽的功能失职，肝气不得升，肺气不得降，失于宣发肃降，清气不能下行诸经，而滞留于胸中，则胸闷气短，肺开窍于鼻，肺病而鼻塞。中焦郁闭，浊气上泛，塞于咽喉部，表现为言语欠清、不流利。《内经》中云"浊气在上，则生𫜦胀"，浊气不能升降外运，滞留于胃肠，则引起腹部的膜胀。整体脉象上及左寸脉凸、热，说明日久气机郁而化火，虚火上炎，侵袭咽喉部，则表现为咽喉疼痛。脉涩，双寸脉浮，右尺脉枯、细，说明虚阳上浮，下元虚衰；脉象怠、弱表明气机运行无力；脉见滑象表明津聚成痰，痰浊留滞于肢体经络，筋脉失于濡养，故出现全身无力、麻木，清阳被蒙，出现头晕、视物模糊，神情呆滞，动作迟缓，痰浊郁滞则形成结节产物。故用半夏厚朴汤加减解思定虑，行气解郁。防风散邪解郁；骨碎补、牛膝、肉苁蓉补肝肾，强筋骨；当归、丹参、炒桃仁活血化瘀；桂枝可温通经络。诸药合用，宣郁开滞的同时温通经络，疏利关节。针刺之后当即眼球转动灵活，面部表情增多，行动迟缓改善。经过针灸及服用中药治疗后，出院时全身乏力、麻木症状好转，腹胀减轻，自觉全身乏力的表现消失，头晕、胸闷、鼻塞好转，纳眠可，二便调。

十九、痿证案 10

翟某，女，60 岁。2021 年 11 月 3 日初诊，入住我科。

【**主诉**】双下肢无力 2 年，加重 3 个月。

【**现病史**】患者于 2 年前无明显诱因出现双下肢无力，以左侧明显，表现为双下肢行走无力伴踩棉感，易被撞倒，双下肢发凉麻木，伴阵发性头晕，眼前发黑。3 个月前无明显诱因症状加重，并出现步态不稳，动作迟缓，左肩垂，双手骨间肌萎缩。遂就诊于某三甲医院，行颅脑 MRI 检查及病情评估后，诊为"多系统萎缩（小脑型）"，予营养神经治疗，患者症状改善不明显。现症见：双下肢无力，以左侧明显，双下肢行走如踩棉感，步态不稳，动作迟缓，双下肢发凉、麻木，左肩下垂，双手骨间肌萎缩，伴阵发性头晕，眼前发黑。纳可，眠差，梦魇、梦呓，二便调。

【**既往史**】慢性乙型病毒性肝炎 3 个月，颈椎间盘突出并椎管狭窄 3 个月，肺结节 3 个月，肾结石 3 个月，下肢静脉血栓形成 3 个月。

【**中医体征**】表情自然，面色萎黄，双下肢乏力。

【**舌象**】舌红，苔薄白。

【**脉象**】

1.整体脉象：细、弱、敛、薄、刚、直、枯、涩、寒、进少退多。

2.左三部整体脉象：薄、刚、直、寒。右三部整体脉象：细、敛、弱、枯、涩、进少退多。

3.局部脉象：左关动；右寸沉，右关刚、敛、稠、弱，右尺寒、细。

【病机】多思多虑，肝气郁结，肝郁克脾，气血生化不足，日久脾肾皆虚。

【诊断】痿证（脾肾阳虚证）。

【治法】疏肝解郁，温补脾肾，升提气机。

【治疗】中药：生黄芪20 g，龙眼肉15 g，巴戟天15 g，肉苁蓉15 g，山药20 g，柴胡12 g，白芍12 g，桔梗9 g，防风15 g，荆芥12 g，陈皮12 g，知母20 g，鸡内金9 g，片姜黄12 g。7剂，水煎服，日1剂，早晚分温服。

【按】患者平素多思多虑，说话不多，有主见，行事认真、仔细，但自我关注度较高，爱生闷气，易急躁，故脉象可见刚、直、敛；患者形体瘦小，头小颈长，手足小巧，脉象细、薄、枯、涩，说明患者属于金形人体质，阴液亏虚，脾胃功能薄弱，"能秋冬不能春夏"。患者自述生病前情绪波动极大，平素爱生闷气，不愿意跟别人交流。因情志不畅，致肝气郁结，气机不舒，则左关脉动，出现杂乱的谐振波。患者患病后郁郁寡欢，对自己的病情过度关注，故左关动，右关脉刚、敛，犹如紧绷的线。在长期多思多虑、情志郁闷不舒的状态下，患者平素脾胃亏虚，不知固护养生，日久导致脾肾亏虚，故脉弱、散、寒、进少退多，右尺寒、细明显。故中药以温补脾肾、疏肝解郁为原则，方选升陷汤加减。方中黄芪健脾益气，升提气机；山药健脾补肾固精；陈皮、鸡内金健脾理气；龙眼肉、巴戟天、肉苁蓉温肾壮阳；柴胡疏肝解郁；荆芥、防风行气升散；姜黄活血行气；知母清热滋阴；白芍滋阴柔肝，补肝体以助肝用；桔梗载药上行，宣发肺气。诸药合用，健脾温肾的同时，疏肝解郁，益气升散。

二十、痿证案 11

患者，男，68岁，2021年3月6日初诊。

【主诉】行走拖曳2年余。

【现病史】患者2019年出现行走拖曳，站立时头晕，自觉舌体僵硬，写字等精细活动受限，反应迟缓，记忆力下降，就诊于山东某医院，行颅脑 MRI，诊为"多系统萎缩"，未系统治疗。现为求系统诊疗，特来我科门诊就诊。现症见：行走无力伴拖曳，双下肢萎缩，站立时头晕，写字等精细活动受限，舌体僵硬，言语不清，饮水、饮食偶有呛咳，腹部坠胀，纳一般，眠差，入睡困难，小便调，大便排出无力。

【既往史】 冠心病病史 5 年余，口服"丹参片"治疗。

【中医体征】 形体瘦，面色暗淡，表情淡漠。

【舌象】 舌淡红，苔薄黄。

【脉象】

1.整体脉象：弱、细、敛、直、刚、下、进少退多、薄。

2.左三部整体脉象：敛、刚、直。右三部整体脉象：下、进少退多、薄、弱。

3.局部脉象：寸细尺粗，左手郁动。

【病机】 气虚下陷，络脉瘀滞，筋肉失荣。

【诊断】 痿证（气虚下陷证）。

【治法】 益气养血，化瘀通络。

【治疗】

1.中药：当归 15 g，熟地黄 20 g，炒桃仁 9 g，红花 9 g，枳壳 12 g，生甘草 6 g，白芍 20 g，柴胡 12 g，川芎 15 g，桔梗 9 g，川牛膝 15 g，炙黄芪 30 g，党参 30 g，独活 12 g，黄芩 12 g，秦艽 15 g。7 剂，水煎服，日 1 剂。

2.现场治疗：针灸，腹针疗法，取下风湿点、关元等温补下元，益气升陷，调畅气机。

2021 年 3 月 20 日二诊。

患者自诉排便困难缓解，头晕减轻，上方继服。

【按】 患者脉细、敛、弱、薄，属于金形人，加之直、刚、郁动表征患者做事认真，工作生活谨慎，细心胆小，容易生闷气，长期处于郁闷不舒状态，气机郁结，升降失常，气机下沉。气虚且气的升降运动失衡，肝气郁结，《素问》云"土得木而达"，肝郁乘脾，肺脾气虚，运化失职，大肠传导无力，故见排便困难；脾虚日久，脾胃升清降浊的功能减弱，气陷于下，故见腹胀，升清之力不足，气血无法濡养头目，故见头晕；脾气虚弱，气血不能通过经脉上荣于舌，导致舌体僵硬，言语不清，气血不能濡养肌肉，故肌肉萎缩。综合脉象分析，病机为气陷气滞。

二十一、眩晕案 1

段某，女，48 岁，2022 年 1 月 5 日初诊。

【主诉】头晕 1 年余。

【现病史】患者于 1 年前无明显诱因出现头晕、头昏沉，伴有眠差，入睡困难，早醒，白天乏力困倦，口服中药治疗效果一般。现症见：头晕、头昏沉，伴有眠差，入睡困难，早醒，白天乏力困倦，胃胀，食欲差，纳少，小便调，大便 2 日 1 行。

【既往史】既往身体健康状况可。

【中医体征】面色晦暗，皮肤干枯，表情自然。

【舌象】舌红，苔少。

【脉象】

1. 整体脉象：涩、弱、枯。

2. 左三部整体脉象：沉、弱、枯、涩。右三部整体脉象：涩、稠、枯。

3. 局部脉象：寸沉弱甚，关凸，尺枯。

【病机】气虚痰阻，血瘀津亏。

【诊断】眩晕（气虚痰阻证）。

【治法】益气化痰，活血养阴。

【治疗】

1. 中药：半夏 9 g，茯苓 12 g，紫苏叶 9 g，厚朴 9 g，川芎 9 g，赤芍 15 g，当归 15 g，地龙 20 g，生山药 30 g，党参 30 g，炙甘草 6 g，生黄芪 90 g，五味子 9 g，麦冬 12 g，人参 15 g（另煎），干姜 6 g。7 剂，水煎服，日 1 剂。

2. 现场治疗：针灸，取左上臂筋脉、气机阻滞点。

2022 年 1 月 10 日二诊。

患者头晕、头昏沉较前好转，睡眠改善，偶有早醒，白天困倦乏力略缓解，胃胀减轻，食欲较前提高，纳少，二便调。

【治疗】中药：炒酸枣仁 30 g，酒五味子 9 g，木香 9 g，茯神 30 g，远志 12 g，炒神曲 12 g，炒谷芽 12 g，生牡蛎 30 g（先煎），生龙骨 30 g（先煎），炙甘草 6 g，白芍 15 g，醋龟甲 12 g（先煎）。7 剂，水煎服，日 1 剂。

【按】患者体内阴津不足，无以濡润机体，出现皮肤干枯的外在表象，阴津亏虚无以制阳，夜间阴不敛阳从而出现入睡困难、眠浅易醒症状，从而导致白天困倦，气血运化无力则腹胀，难以上达头面而头晕，日久气虚运化无力而出现痰饮、瘀血等继发性病理产物。患者脉象中的涩表明血行滞涩，弱表明气血鼓动乏力，枯则表明体内阴津亏虚，寸部沉、弱表明气血难以上达头面因而出现头昏沉，关部凸表明患者腹部胀满，尺部的枯更表明阴津不足日久，难以濡润机体。唐代王冰于《素问·至真要大论》中注曰："壮水之主，以制阳光。"方中使用生脉饮加味益气养阴，同时化痰通络，共助益气化痰，活血养阴。给予现场针灸后患者即频频呃逆，随后自觉胃胀减轻，服药后脉象中枯涩感明显缓解。

二十二、眩晕案 2

王某，男，71 岁，2021 年 12 月 27 日初诊。

【主诉】头晕半个月。

【现病史】患者自述半个月前无明显诱因出现头晕，走路摇晃，就诊于当地中医院，行颅脑 CT 示右侧腔隙性脑梗死，行住院治疗，效可。现症见：头晕，头部两侧疼痛，胸闷，烦躁，易生气，无站立不稳，无视物模糊，无恶心呕吐，耳鸣重，口干口苦，头昏沉，纳可，眠差，多梦，夜间易醒，二便调。

【既往史】无特殊病史。

【中医体征】面色少华，面带愁容，形体正常，语声急躁，无异常气味。

【舌象】舌红，苔薄。

【脉象】

1. 整体脉象：上、厚、长、稠、进多退少、数。

2. 左三部整体脉象：细、动、敛。右三部整体脉象：内曲、直。

3. 局部脉象：左寸脉浮、热，左关脉浮、凸，左尺脉枯；右寸脉浮、粗、热，右关脉刚、凸，右尺脉细、枯、动、敛。

【病机】 肝气郁结，风阳内动。

【诊断】 眩晕（肝阳上亢证）。

【治法】 疏肝解郁，平肝潜阳。

【治疗】

1. 中药：天麻钩藤饮加减。天麻 30 g（先煎），钩藤 30 g（后下），栀子 9 g，石决明 30 g（先煎），杜仲 12 g，桑寄生 12 g，川牛膝 15 g，黄芩 12 g，首乌藤 12 g，茯神 15 g，益母草 12 g，片姜黄 15 g，防风 20 g，徐长卿 20 g，秦艽 15 g，荆芥 12 g，牡丹皮 20 g。7 剂，水煎服，日 1 剂。

2. 现场治疗：针刺风池、太冲、内关、行间、侠溪、太溪穴以平肝潜阳息风。

2022 年 1 月 7 日二诊。

患者头晕、头痛减轻，胸闷、烦躁缓解，纳可，眠浅，夜间易醒，二便调。

【治疗】 服药症状改善，继服上方。

【按】《内经》中有云："诸风掉眩，皆属于肝。"就诊过程中给予患者针刺治疗，患者顿觉胸中舒畅，眼神清亮，服药 1 周后，患者自述头晕减半，情绪急躁也有缓解，胸闷亦有好转。整体脉象厚、长、数说明患者是阳热体质，上、进多退少表明性情急躁，稠说明机体内有痰浊。左三部脉细、敛说明过分关注自己，动表情绪烦躁，平素心理压力大；右三部脉内曲、直说明自我保护意识重，以自我为中心。双寸脉浮、热表明热邪上攻，窜扰清窍，故见头痛；右寸脉粗为气机下降不及；左关浮、凸为郁怒壅结，气机不散；左尺枯为肾阴不足；右关刚表背部肌肉紧张；右尺细、枯、动、敛说明心理张力高，心理缺乏安全感，遇事不易释怀，长期如此导致性情烦躁。

二十三、眩晕案 3

李某，女，75 岁，2022 年 1 月 19 日初诊。

【主诉】 头晕 4 年，加重半个月。

【现病史】 患者 4 年前无明显诱因出现头晕，伴脑鸣，就诊于我院，诊断为"前庭周围性眩晕"。2021年1月7日患者无明显诱因头晕加重，就诊于我院急诊科，行颅脑CT示脑内多发腔隙性脑梗死灶。近半个月患者头晕再次加重。现症见：发作性头晕，恶心欲吐，不敢睁眼，无视物旋转，无眼干眼涩，心烦易怒，口干口苦，咽干，喜冷饮，咽中异物感，时有痰。双手稍麻木，四肢发凉，双下肢浮肿。纳差，无食欲，眠差，入睡困难，多梦，小便不畅，大便稀。

【既往史】无特殊病史。

【中医体征】表情痛苦，面色少华，形体正常，动静姿态，言语多，语速快，语声高亢，无异常气味。

【舌象】舌红胖，苔白腻。

【脉象】

1.整体脉象：曲、动、涩、稠、滑。

2.左三部整体脉象：曲、动、涩。右三部整体脉象：稠、滑。

3.局部脉象：左关脉浮、粗、凸，有郁动波；右关浮、凸，沉取无力。

【病机】肝郁气滞，风痰上扰。

【诊断】眩晕（肝阳上亢证）。

【治法】疏肝理气，祛风化痰。

【治疗】

1.中药：半夏9g，延胡索30g，川芎15g，丹参12g，川楝子9g，白术15g，天麻12g（先煎），陈皮9g，生麦芽12g，菖蒲9g，生龙骨30g（先煎），生牡蛎30g（先煎），远志12g，珍珠母15g。7剂，水煎服，日1剂。

2.现场治疗：针刺风池、太冲、内关、行间、侠溪、太溪穴以平肝潜阳息风。

2022年1月27日二诊。

患者头晕减轻，双下肢浮肿减轻，情绪较之前平和，纳可，眠差，二便调。

【治疗】

1.中药：半夏9g，延胡索30g，川芎15g，丹参12g，川楝子9g，白术15g，天麻12g（先煎），陈皮9g，麦芽12g，菖蒲9g，生龙骨30g，生牡蛎30g，远志12g，珍珠母15g。7剂，水煎服，日1剂。

2. 现场治疗：针刺风池、太冲、内关、行间、侠溪、太溪穴以平肝潜阳息风。

【按】"七情郁而生痰动火，随气上厥，此七情致虚而眩晕也。"据患者脉象可知其长期情志不遂，肝气郁滞，气滞日久郁而化火，气机郁滞于内，不达四末，故四肢发凉；肝木过旺会克制脾土，则纳差，无食欲，面色少华；情志过激、气机失调而导致风痰上扰。故以疏肝理气、健脾化痰定眩为原则，以半夏厚朴汤为方底，加入活血、疏肝、健脾、安神等药物。服药后患者头晕好转，心烦改善，入睡困难改善。患者整体脉曲、涩，左关脉浮、粗、凸，问诊得知患者早年情志不遂，肝气郁滞不畅，血液运行不畅则脉涩。气滞日久郁而化火，内火亢盛，左关候肝胆，故而脉象曲，左关脉象浮、粗、凸、有郁动波，患者症见心烦易怒，口干口苦，咽干等；舌胖，苔白腻，舌面满布白涎，右脉整体滑，右关凸。痰生于脾而贮于肺，故患者咽中不适，时时咯痰。

二十四、眩晕案 4

徐某，女，44 岁。2021 年 8 月 27 日初诊。

【主诉】发作性头晕 14 年，加重 5 天。

【现病史】患者于 14 年前生育一女后出现晨起头晕，受凉、生气、劳累时加重，就诊于当地医院，诊为"电解质紊乱"，予以扩张血管、补充电解质等输液治疗，患者头晕好转。5 天前无明显诱因头晕复发，于当地医院行输液（具体不详）及口服"甲磺酸倍他司汀片"治疗，头晕未缓解。现症见：头晕伴视物模糊、天旋地转感，恶心呕吐，汗出恶寒，耳鸣伴耳部堵闷感，无听力减退，右上肢自觉乏力，平素性情急躁易怒，纳可，眠差，眠浅易醒，大便 2～3 日 1 行，多不成形，小便调。

【既往史】乳腺增生病史 14 年，子宫肌瘤、宫颈囊肿病史 7 年，甲状腺结节病史 5 年。

【中医体征】表情疲倦，面色偏红，乏力懒言。

【舌象】舌红，苔白腻，舌边有齿痕。

【脉象】

1.整体脉象：动、疾、涩、上、浮、热、强、进多退少、高太过深不及。

2.左三部整体脉象：动、疾、上、浮、热、强、进少退多、高不及深太过。右三部整体脉象：动、疾、涩、上。

3.局部脉象：左寸脉粗、热、凸，左关脉郁动、强、热、敛，左尺脉涩、细；右寸脉粗、热，右关脉滑、稠、热，右尺脉涩、细。

【病机】肝气郁结，肝阳上亢，风阳内动。

【诊断】眩晕（肝阳上亢证）。

【治法】平肝潜阳，清热滋阴。

【治疗】

1.中药：天麻钩藤饮加减。天麻30 g（先煎），钩藤30 g（后下），石决明30 g（先煎），栀子9 g，杜仲12 g，茯神15 g，桑寄生12 g，川牛膝15 g，黄芩12 g，首乌藤12 g，竹茹12 g，当归15 g，白芍15 g。7剂，水煎服，日1剂，早晚分温服。

2.外治法

（1）中药方泡脚：吴茱萸粉10 g，艾叶15 g，桂枝10 g，红花15 g，柴胡15 g，冰片3 g。7剂，水煎外洗，日1次，微出汗即可。

（2）针刺疗法：内关、上星、头临泣、玉枕、脑户等穴位醒脑开窍，留针20分钟。

2021年9月8日二诊。

患者自述服药后心情愉快，情绪稳定，头晕及耳鸣减轻，睡眠改善。脉强、动、上势缓解，故原方继服。7剂，水煎服，日1剂，早晚分温服。

【按】整体脉象动表征患者气机运行不畅，也说明情绪不宁，脉象浮、粗、热、疾、强表征阳热亢盛，气血窜动，说明患者平素性情急躁；患者14年前产后气血亏虚，肝肾不足，体质偏于肝肾阴虚，双尺脉可见涩、细。脉象上、进多退少、高太过深不及表征整体气机运动的升降失衡。《素问·至真要大论》云："诸风掉眩，皆属于肝。"性情急躁，不满意身边人的行为，则容易出现肝气郁结，又因患者体质偏于肝肾阴虚，故导致肝阳上亢，肝风内动，风阳上扰，则出现头晕等症状。情志不畅，肝气郁结，气机不畅，日久气滞血瘀，阻滞于脏腑、经络，则出现乳腺增生、子宫肌瘤、宫颈囊肿、甲状腺结节等疾病。故用天麻钩藤饮平肝阳，滋肾阴。天麻、钩藤平潜肝阳；石决明咸寒质重，除助天麻、钩藤平肝阳之外，还可入肾补阴清热；栀子、黄芩清泻上焦火热，解胸中烦闷；杜仲、桑寄生滋补肝肾之阴，配合川牛膝引药下行，同时引火下行；首乌藤收敛精气，养血益肝安神；当归、白芍补血养阴柔肝，活血化瘀；竹茹清热化痰。应用行气活血、温通经络的中药外洗，引火下行。

二十五、眩晕案 5

杨某，女，33 岁。2021 年 11 月 28 日初诊。

【主诉】头昏沉 5 天。

【现病史】患者于 5 天前受凉后出现打喷嚏、流鼻涕，后逐渐出现头部疼痛剧烈，伴恶心呕吐，呕吐物为未消化食物，自行前往推拿诊所行推拿治疗，头痛缓解。头痛缓解后出现头昏沉，未行系统诊疗。现症见：头昏沉，无视物旋转，无恶心呕吐，无视物模糊，无头痛，鼻塞，流鼻涕，流眼泪，双眼畏光畏风，无咳嗽，偶咳痰，偶有心慌气短，易疲劳，纳眠可，二便调。

【既往史】无特殊病史。

【中医体征】表情自然，面色萎黄，形体正常，语气清。

【舌象】舌红，苔薄黄。

【脉象】

1. 整体脉象：细、敛、刚、薄、枯、涩、内曲、思动、来急去疾。

2. 左三部整体脉象：细、敛、刚。右三部整体脉象：刚、敛、枯。

3. 局部脉象：左寸脉血管外侧壁寒；左关脉刚、强、热。右寸脉上、浮，脉管壁外侧热；右关脉稠、滑；右尺脉涩、寒，内曲尤甚。

【病机】思虑过度，肝气郁结，肝阳上亢，气机闭阻。

【诊断】眩晕（痰气郁结证）。

【治法】行气解郁，平肝滋阴。

【治疗】

1.中药：半夏厚朴汤加减。半夏9g，厚朴9g，茯神15g，紫苏梗12g，荆芥15g，防风12g，当归20g，白芍20g，远志12g，白鲜皮12g，知母20g，天麻30g（先煎），石决明30g（先煎），乌药12g，北沙参30g，川牛膝15g，蔓荆子6g。7剂，水煎服，日1剂，早晚分温服。

2.外治法：头颈部刮痧、肩背部拔罐以通经活络，松解筋膜，疏通气机。针刺疗法，取内关、手三里、印堂、头维、玉枕、天柱等穴位解郁安神，留针30分钟。

2021年12月5日二诊。

患者自述服药后头昏沉缓解，鼻塞、流涕、流泪减轻，双眼仍有畏光畏风。脉上、浮减轻，血管外侧壁寒明显减轻，纳眠可，二便调。原方去石决明，继服7剂。

【按】 患者血管壁薄，整体脉枯、涩，以及患者体形较瘦，说明其为金形人阴虚体质，先天精血不足，故用当归、北沙参、白芍、知母等滋阴养血。整体脉象细、刚、敛、内曲，尤其是右尺脉内曲，说明患者个性认真，追求完美，并长期处于过度思虑状态，"思则气结"，思虑多则气机收敛结滞，导致上焦经脉闭阻。《灵枢·口问》曰："上气不足，脑为之不满，耳为之苦鸣，头为之苦倾，目为之眩。"清阳不升，上气不足，则清窍失于濡养，故出现头昏沉，因此用紫苏梗、荆芥、防风等药物辛温发散，解思定虑，白鲜皮疏散表邪风热，同时应用养阴药，以防温燥伤阴，并固护体质。患者平素思虑较多，心事重，对产生的情绪不能及时排解，耿耿于怀。情志不畅，肝气郁结，则左关刚强；肝郁日久可化火，出现气火上炎，导致肝阳上亢，故整体脉象刚，左关脉刚、强、热，右寸脉上、浮，因此用天麻、石决明平肝潜阳，半夏、厚朴降逆下气，佐以远志、茯神安神定志。综上所述，患者性格多思多虑，偏阴虚体质，在个性和体质的基础上，思虑过度，肝气郁结，气机闭阻不开，气火上炎，肝阳上亢，肝风内动，引发眩晕。在外治疗法中，用刮痧、拔罐疗法可疏通经络，缓解身体筋膜紧张度，从而辅助患者放松情绪，缓解头晕。通过头皮针刺后，头部相应部位当即冒出寒气，患者自觉轻松，心情舒畅，头脑清亮。

二十六、眩晕案6

李某，男，39岁。2021年11月11日初诊。

【**主诉**】头晕伴右侧耳鸣1个月。

【**现病史**】患者于1个月前无明显诱因出现头晕伴右侧耳鸣，后项部、肩部胀痛，自觉眼前有波纹感，常于午后发作，休息后缓解。现症见：头晕伴右侧耳鸣，后项部、肩部胀痛，自觉眼前有波纹感，常于午后发作，休息后缓解，扭头时偶有头晕，偶有向右跌倒感，持续2~3秒，无视物旋转；偶胸闷不适，伴有无力感，全身乏力，午后疲劳，嗜睡，无恶心呕吐，纳可，二便调。

【**既往史**】无特殊病史。

【**中医体征**】表情疲倦，喜闭眼，面色淡白。

【**舌象**】舌淡红，苔白腻。

【**脉象**】

1. 整体脉象：散、细、稀、涩、疾、进少退多、高不及深太过、来怠去疾、郁动。

2. 左三部整体脉象：散、疾、涩、细、郁动。右三部整体脉象：稀、疾、进少退多、高不及深太过、来怠去疾。

3. 局部脉象：左寸脉沉、弱，左关脉刚、强；右寸脉弱。

【**病机**】内伤劳倦，耗气伤阴，肝郁气滞，克犯脾土，气血生化乏源，脑窍失养。

【**诊断**】眩晕（气血亏虚证）。

【**治法**】益气养阴，活血行气。

【**治疗**】

1. 中药：补中益气汤合生脉饮加减。生黄芪60 g，人参15 g（另包），五味子9 g，麦冬12 g，干姜6 g，白芍12 g，当归12 g，川芎12 g，红花9 g，牡丹皮12 g，丹参15 g，地龙6 g，炒桃仁9 g，牛蒡子15 g，防风9 g，荆芥12 g，知母9 g，甘草6 g。7剂，水煎服，日1剂，早晚分温服。

2. 外治法：针刺疗法，内关、手三里、印堂、头维、玉枕、天柱等穴位针刺以宁心安神，留针 30 分钟。膻中穴刮痧以行气宽胸。

2021 年 11 月 20 日二诊。

患者服用 7 剂中药后自述头晕伴右侧耳鸣明显减轻，疲乏感缓解，胸闷不适感缓解，精神状态改善，但仍易疲劳，嗜睡，头脑不清亮感。舌淡红，苔薄白。脉散、细、涩、疾、进少退多、高不及深太过、来急去疾。局部脉象，左寸沉、弱；右寸弱，右尺沉。在原方基础上加仙鹤草 30 g，五加皮 12 g，桔梗 12 g，远志 12 g。7 剂，水煎服，日 1 剂，早晚分温服。

【按】患者脉疾，即脉搏波传导速度疾驶，说明性情急，如此个性，在工作中难免遇到不顺心的事情，导致心情郁闷，肝气不畅，气机郁结，则左关刚、强，脉郁动。《素问·举痛论》曰："劳则喘息汗出，外内皆越，故气耗矣。"患者平素工作劳累，思虑过度，伤精耗气过度，中土亏虚，气血生化乏源，气虚收摄无力，则脉象散，气虚鼓动无力，则脉进少退多、高不及深太过，脉来势冲上不及，迅速下降，精血亏虚，血脉不充，则脉细、稀，最终导致脑窍失于精血濡养，则头晕伴耳鸣，全身乏力。中药以补中益气汤合生脉饮加减，人参和大剂量黄芪健运中焦脾土，益气升提，辅以麦冬、五味子益气养阴，敛心养神。就诊时膻中穴刮痧以开胸解郁，行气散结；头皮针刺松解筋膜，通经活络，患者自述当时即感头脑变清亮，眼睛明亮，头晕缓解。经过初诊的治疗，患者气血得到补充，清窍得以濡养，故头晕伴耳鸣减轻，全身乏力缓解，疲乏感减轻。但因精血耗伤太过，仍需继续补养，因此在原方基础上加用仙鹤草补虚健体，五加皮补肝肾、强筋骨。因患者清气生成不足，肺气亏虚，不能宣发，清阳仍不能升提，故自觉头脑不清亮，因此加以桔梗宣发肺气，引药上行，远志辅助开窍宁神。患者后续继服此方 7 剂，同时注意自我调养，工作劳逸结合，诸症明显减轻，精神状态明显好转。

二十七、眩晕案 7

乔某，男，53 岁。2021 年 11 月 5 日初诊。

【主诉】阵发性头晕伴头胀痛 1 个月余。

【现病史】患者于 1 个月前无明显诱因出现阵发性头晕，伴轻度视物旋转、头痛。现症见：阵发性头晕，伴轻度视物旋转、头痛，无恶心呕吐，无肢体活动不利，无言语不利，持续 10 秒左右缓解，劳累、情绪波动则易诱发，右上肢肌肉酸痛，颈部僵紧酸胀，易急躁，汗出多，纳减，眠差，入睡困难，二便调。

【既往史】高血压病病史 11 年，心律不齐、室性期前收缩病史近 10 年，高尿酸血症病史 10 余年，甲状腺结节 10 年，肺结节 7 年。

【中医体征】表情烦躁，面色晦暗。

【舌象】舌红，苔黄腻。

【脉象】

1. 整体脉象：悸动、强、刚、热、疾、数、进多退少、稠、敛。

2. 左三部整体脉象：热、敛、疾、悸动。右三部整体脉象：悸动、刚、稠、敛。

3. 局部脉象：左寸脉热、敛、动，血管外侧壁刚；左关脉强、刚尤甚。右寸脉热、凸，血管壁外侧刚；右关脉稠、滑；右尺脉敛、涩。

【病机】惊悸不安，火邪内盛，扰动神明，肝阳内动。

【诊断】眩晕（热扰心神，肝阳上亢证）。

【治法】平肝潜阳，镇静安神。

【治疗】

1. 中药：天麻钩藤饮加减。天麻 30 g（先煎），钩藤 30 g（后下），朱砂粉 0.5 g（冲），石决明 30 g（先煎），桑寄生 12 g，杜仲 12 g，栀子 9 g，黄芩 12 g，首乌藤 12 g，益母草 12 g，茯神 15 g，川牛膝 15 g，白鲜皮 12 g，独活 15 g，竹茹 12 g，石菖蒲 10 g，生山药 20 g。7 剂，水煎服，日 1 剂，早晚分温服。

2. 外治法：后背部刮痧、拔罐以通经活络。

2021 年 11 月 16 日二诊。

患者自述头晕、头痛缓解，肌肉酸痛、颈部僵硬不适减轻，仍汗多，纳可，眠改善，二便调，舌红，苔黄腻。脉悸动、刚、敛、稠、疾、数、进多退少。故原方继服 7 剂，水煎服，日 1 剂，早晚分温服。

【按】患者脉悸动、刚、敛，右尺脉敛，说明平素个性胆小，易担惊受怕，长期处于惊悸不安的状态；患者思虑较多，过度关注且担心自己的病情，以致持续处于惊悸不安的状态，心理张力高。《素问·举痛论》曰："恐则精却，却则上焦闭，闭则气还，还则下焦胀，故气不行矣……惊则心无所依，神无所归，虑无所定，故气乱矣。"惊悸不安日久则气机逆乱，升降失调，出入异常，气血上攻，以致头晕发作。"诸病胕肿，疼酸惊骇，皆属于火。"惊悸不安扰动神明，心火亢盛，上焦火热，性情易急躁，则眠差，入睡困难。火为阳邪，易耗气伤阴，加之患者生气后不易发泄情绪，肝气不舒，气机郁结，故左关脉强、刚尤甚，阳亢于上，日久肝肾亏虚，肝阴不能制约肝阳，加重头晕。故治宜天麻钩藤饮为方底平肝息风，滋补肝肾；朱砂清泻心火，镇静安神；白鲜皮清热泻火；独活祛风除湿，调畅全身气机；竹茹、石菖蒲化痰开窍；山药健运脾气，使中枢恢复健运之功。气机调畅，心神安宁，故眩晕、惊悸自除。

二十八、眩晕案 8

王某，男，27 岁，2021 年 1 月 25 日初诊。

【主诉】头晕伴脑鸣半年。

【现病史】患者半年前于家中因犬吠受惊吓，后出现头晕伴脑鸣，无恶心呕吐，无视物旋转，持续时间长，可自行缓解，未予诊疗。现症见：头晕伴脑鸣，无恶心呕吐，无天旋地转感，思虑多时诱发，持续时间短，安静后可自行缓解，时有心悸，纳可，眠差，多梦，二便调。

【既往史】无特殊病史。

【中医体征】表情惊恐、疲倦，面色晦暗。

【舌象】舌红，苔黄腻。

【脉象】

1.整体脉象：上、细、敛、刚、强、内曲、进多退少、悸动。

2.左三部整体脉象：上、刚、强、内曲。右三部整体脉象：细、敛、进多退少、悸动。

3.局部脉象：关尺涩；左关刚、强尤甚。

【病机】惊悸不安，气机逆乱，肝火上炎，扰动神明，心阳偏亢。

【诊断】眩晕（肝阳上亢，心火扰神证）。

【治法】平肝潜阳，镇静安神。

【治疗】中药：天麻钩藤饮加减。天麻 30 g（先煎），钩藤 30 g（后下），石决明 30 g（先煎），栀子 9 g，杜仲 12 g，茯神 15 g，桑寄生 12 g，川牛膝 15 g，黄芩 12 g，夜交藤 12 g，益母草 12 g，生地黄 12 g，玄参 15 g，生龙骨 30 g（先煎），生牡蛎 30 g（先煎），磁石 30 g，紫苏叶 15 g，白鲜皮 12 g，桑白皮 9 g，柏子仁 20 g。7 剂，水煎服，日 1 剂，早晚分温服。

2021 年 2 月 2 日二诊。

患者自述头晕及脑鸣减轻，心悸化解，睡眠改善，精神改善。脉仍上、敛、刚、强、涩、悸动、进少退多，故嘱上方继服 7 剂。

【按】患者平素性格内向，比较胆小，易受惊扰，"惊则气乱"，于家中受惊吓后，气机逆乱，气血不调，故整体脉上、悸动，偶有心悸。平素思虑较多，《素问·举痛论》曰"思则气结"，气机郁滞，故整体脉细、敛、内曲。通过患者自我倾诉，了解到患者对自身现状不满意，同时遭受来自身边人的压力，郁郁寡欢，整体脉象刚、强，进多退少，左关刚、强尤甚，说明肝气郁结，肝阳上亢；关尺脉涩，说明肝肾亏虚，肝阴耗伤。肝阳上亢，肝风内动，故偶有头晕。故中药以平肝潜阳、镇静安神为主，辅以滋阴清热，方选天麻钩藤饮加减。方中天麻、钩藤平肝息风，为君药。石决明咸寒质重，功能平肝潜阳，并能除热明目，与君药合用，加强平肝息风之力；龙骨、牡蛎、磁石滋阴潜阳，镇静安神；柏子仁宁心安神；川牛膝引血下行，并能活血利水，共为臣药。杜仲、桑寄生补益肝肾以治本，生地黄、玄参滋阴清热；栀子、黄芩清肝降火，以折其亢阳；紫苏叶、桑白皮、白鲜皮宣发郁热，祛风散邪；益母草合川牛膝活血利水，有利于平降肝阳；夜交藤、茯神宁心安神，均为佐药。

二十九、头痛案 1

李某，男，46 岁，2021 年 11 月 25 日初诊。

【主诉】头痛 20 年，加重 7 天。

【现病史】患者自述 20 年前无明显诱因出现阵发性头痛，前额部明显，痛甚时伴有呕吐，约 2 小时后可缓解，每月发作 1~2 次，常于下午 3 点后发作。7 天前，由家庭琐事导致生气恼怒后再次发作，头痛欲裂，伴有呕吐，近来频频头痛，头顶及前额尤为明显，遂来就诊，纳可，眠浅易醒，二便调。

【既往史】高血压病病史 3 年，口服"拜新同"，血压控制可。

【中医体征】面色红，表情自然，形体瘦，面尖。

【舌象】舌红，苔少。

【脉象】

1. 整体脉象：上、数、进多退少、高太过深不及、刚。

2. 左三部整体脉象：上、高太过深不及、刚。右三部整体脉象：数、进多退少。

3. 局部脉象：左关脉郁动、凸。

【病机】肝阳上亢，气机上逆。

【诊断】头痛（肝阳上亢证）。

【治法】平肝潜阳，降逆止呕。

【治疗】

1. 中药：天麻 30 g（先煎），钩藤 30 g（后下），石决明 30 g（先煎），栀子 9 g，杜仲 12 g，桑寄生 12 g，川牛膝 15 g，黄芩 12 g，夜交藤 12 g，茯神 15 g，益母草 12 g，炒僵蚕 12 g，蝉蜕 6 g，香附 6 g，威灵仙 15 g，牡丹皮 20 g。14 剂，水煎服，日 1 剂。

2. 现场治疗：心理疏导。针刺太冲、太溪等穴位，平肝潜阳。

2021 年 12 月 23 日二诊。

患者近 1 个月头痛发作 1 次，程度明显减轻，无呕吐，余无明显不适，纳眠可，二便调。

【治疗】

1. 中药：天麻 30 g（先煎），钩藤 30 g（后下），石决明 30 g（先煎），栀子 9 g，杜仲 12 g，桑寄生 12 g，川牛膝 15 g，黄芩 12 g，夜交藤 12 g，茯神 15 g，益母草 12 g，炒僵蚕 12 g，蝉蜕 6 g，香附 6 g，威灵仙 15 g，牡丹皮 20 g，柏子仁 15 g，五加皮 12 g，巴戟天 12 g。14 剂，水煎服，日 1 剂。

2.现场治疗:心理疏导。针刺太冲、太溪等穴,平肝潜阳。

【按】患者平素易着急,导致气机上窜,血流加快,壅塞头部,则头阵发性疼痛,恼怒仍在心中未解且全身紧张,则脉象上、数、进多退少、高太过深不及。脉象刚表明血管壁张力高,可由高血压引起,亦可代表其平素心情紧张,难以放松。左关郁动、凸表明患者恼怒仍在心中未解。因此治疗以平肝潜阳,降逆止呕为首,方选天麻钩藤饮加减。《中医内科杂病证治新义》中云:"本方为平肝降逆之剂,以天麻、钩藤、生决明之平肝祛风降逆为主,辅以清降之山栀、黄芩,活血之牛膝,滋肝肾之桑寄生、杜仲等,滋肾以平肝之逆,并辅夜交藤、朱茯神,以安神镇静,缓解其失眠。故为用于肝厥头痛、晕眩、失眠之良剂。"治疗后觉心中恼怒之气减轻,针刺时患者头顶部冒热气,心中堵塞感缓解,自觉轻松。

三十、头痛案 2

王某某,女,65 岁,2022 年 9 月 17 日初诊。

【主诉】面部及前额痛 1 个月余。

【现病史】患者自述 1 个月前由阴雨天气导致感冒发热后遗留面部及前额痛,前几日疼痛加剧,刷牙后自觉右侧耳前至侧面部张口困难,偶有右侧鼻翼部发凉,睡眠时流涎,纳少,眠差,二便调。

【既往史】既往体健。

【中医体征】面色晦暗,面色发白,表情自然。

【舌象】舌红,苔少。

【脉象】

1.整体脉象:稠、热、刚、进多退少、疾、高太多深不及。

2.左三部整体脉象:稠、热、刚、进多退少。右三部整体脉象:疾、高太多深不及。

3.局部脉象:双寸、关浮凸。

【病机】痰瘀互结,痹阻经络。

【诊断】头痛(痰瘀阻络证)。

【治法】理气化痰，活血通络。

【治疗】中药：生地黄 12 g，玄参 15 g，川牛膝 15 g，蔓荆子 15 g，杜仲 12 g，独活 15 g，陈皮 9 g，鸡内金 9 g，知母 20 g，砂仁 6 g（后下），丹参 12 g，檀香 12 g，半夏 9 g，薤白 9 g，瓜蒌 21 g。14 剂，水煎服，日 1 剂。

2022 年 10 月 19 日二诊。

服药后患者症状改善，疼痛减轻，仍偶有额部及面部疼痛、鼻翼发凉、流涎减轻，纳少，眠差，二便调。舌红，苔少。脉敛、热、刚、进多退少、疾、高太多深不及，尺脉略枯，双寸、关浮凸减轻。

【治疗】中药：乌药 15 g，北沙参 30 g，麦冬 15 g，玉竹 9 g，半夏 9 g，木香 9 g，茯神 15 g，紫苏叶 15 g，防风 15 g，蔓荆子 9 g，生龙骨 30 g（先煎），独活 15 g，川牛膝 15 g，生地黄 15 g，石决明 30 g（先煎）。14 剂，水煎服，日 1 剂。

【按】患者整体脉象中的稠、热为痰热之象，感冒虽已好转，却内蕴痰热未消，进多退少、疾、高太多深不及体现其容易着急的性格，双寸、关浮凸为其近来有郁闷不舒之心理紊乱状态，"气为血之帅"，气机运行不畅，影响气血运行故而脉象中出现双寸、关浮凸的表现，治宜理气化痰、活血通络，因此一诊中方选瓜蒌薤白半夏汤合丹参饮加减。二诊中患者双寸、关浮凸减轻，脉象中进多退少、疾、高太多深不及的肝阳上亢表现仍明显，因此加用龙骨、石决明等平肝潜阳、滋阴润燥。

三十一、头痛案 3

张某某，男，65 岁，2021 年 11 月 11 日初诊。

【主诉】右脸颊疼痛伴过电感 1 个月余。

【现病史】患者自述 1 个月前无明显诱因出现右侧脸颊疼痛，呈持续性，伴过电感，进食时加重，就诊于当地医院，行相关检查后，诊断为"三叉神经痛"，给予"卡马西平片"治疗，效一般，症状反复出现。现病史：右脸颊疼痛，呈持续性，伴过电感，进食时加重，双耳听力下降，心烦易怒，口苦咽干，纳眠可，二便调。

【既往史】无特殊病史。

【中医体征】表情痛苦，倦怠，面色晦暗。

【舌象】舌紫暗，苔黄腻。

【脉象特征】

1.整体脉象：上、热、强、刚、粗、数、疾、进多退少。

2.左三部整体脉象：上、热、强、刚。右三部整体脉象：上、热、粗、疾。

3.局部脉象：寸浮、粗，尺细、涩。

【病机】肝气郁结，肝阳上亢，气火上炎。

【诊断】头痛（三叉神经痛）（肝阳上亢证）。

【治法】平肝潜阳，清热疏风。

【治疗】中药：天麻钩藤饮加减。天麻（先煎）、钩藤（后入）、石决明（先煎）各30 g，栀子9 g，杜仲12 g，茯神15 g，桑寄生12 g，川牛膝15 g，黄芩12 g，夜交藤12 g，益母草12 g，牡丹皮15 g，秦艽15 g，徐长卿20 g，虎杖20 g，防风15 g，荆芥12 g，细辛3 g。7剂，水煎服，日1剂，早晚分温服。

2021年11月18日二诊。

患者自述疼痛较前减轻，仍有过电感，口苦减轻。脉象仍上、热、强、刚、进多退少。故在原方基础上加柴胡15 g，青皮9 g，夏枯草12 g，水牛角6 g（冲服），僵蚕12 g。7剂，水煎服，日1剂，早晚分温服。

【按】《灵枢·阴阳二十五人》云："有气轻财，少信多虑，见事明，好颜，急心，不寿暴死。能春夏不能秋冬，秋冬感而病生，手少阴核核然。"患者脉象热、强，加上脸颊皮肤偏红，说话声音洪亮有力，性情较急，说明患者为火形人体质，容易出现阴虚火旺证。同时，整体脉象上、粗、进多退少，局部脉象寸粗、尺细，综合说明气机上逆，阳亢于上。脉象疾、数，说明血行速度快，表征患者性情急躁，同时热迫血行，火热上炎，侵犯脑窍。故中药以平肝潜阳、清热疏风为原则，方选天麻钩藤饮加减。方中天麻、钩藤平肝息风，为君药。石决明咸寒质重，平肝潜阳，并能除热明目，与君药合用，加强平肝息风之力；川牛膝引血下行，并能活血利水，为臣药。杜仲、桑寄生补益肝肾；栀子、黄芩清肝降火；牡丹皮疏肝泻热，以折其亢阳；益母草合川牛膝活血利水，有利于平降肝阳；夜交藤、朱茯神宁心安神；荆芥、防风、徐长卿祛风散邪；细辛搜风通络；秦艽、虎杖祛风除痹，清热舒筋，均为佐药。二诊时，根据患者脉象调整用药，加用柴胡疏肝解郁，青皮破气疏肝，增强疏肝之力；夏枯草清热解表，水牛角清心凉血，僵蚕息风止痉，缓解局部拘挛以止痛。

三十二、头痛案 4

李某，男，2022 年 1 月 2 日初诊。

【主诉】发作性头痛 10 年余，加重 1 个月。

【现病史】患者自述 10 年前因过量饮酒出现头痛，以巅顶部为主，胀痛，呈持续性，同时伴有耳鸣、气短，项后风池穴疼痛，服药物后可缓解（具体用药不详）。10 年来，上述症状反复发作，近 1 个月，头痛再次发作，未行特殊处理，头痛未见明显缓解，现为求进一步中西医结合系统诊疗，特来门诊就诊。现症见：巅顶部疼痛，伴有耳鸣、气短，偶有心慌、恐惧感，记忆力下降，纳可，眠一般，入睡尚可，多梦易醒，小便可，大便黏。

【既往史】既往脑梗死病史 2 年，饮酒、吸烟史 15 年。

【中医体征】表情自然，形体偏胖，背阔腰宽。

【舌诊】舌红，苔黄腻。

【脉诊】

1.整体脉象：滑、散、稠、热、进多退少。

2.左三部整体脉象：散、热。右三部整体脉象：滑、稠、进多退少。

3.局部脉象：左寸凸，右关刚。

【病机】痰瘀互结，阻于络脉。

【诊断】头痛（瘀血头痛证）。

【治法】活血化瘀，化痰通络。

【治疗】

1.中药：当归 15 g，生地黄 20 g，炒桃仁 12 g，红花 12 g，枳壳 15 g，川牛膝 15 g，川芎 12 g，柴胡 12 g，赤芍 15 g，茯苓 20 g，陈皮 9 g，半夏 12 g，藁本 9 g，地龙 6 g，竹茹 12 g，胆南星 9 g。7 剂，水煎服，日 1 剂。

2.现场治疗：针刺，取百会、听会、三阴交、足三里、合谷穴。

2022年1月26日二诊。

患者自述服药后头痛明显改善，仍有入睡困难，原方加茯神15 g、远志15 g。7剂，水煎服，日1剂，早晚分温服。

【按】《灵枢·邪气脏腑病形》云："十二经脉，三百六十五络，其血气皆上于面而走空窍。"头面部为经络气血汇聚之处，患者长期饮酒，使得体内湿热蓄积，湿热之邪最易损伤脾胃，脾胃为湿热所困，故而运化失司。脾失健运，气血津液运行不利，则化瘀生痰；胃失和降，则气机上逆，痰瘀随气机上逆，阻塞脑络，则发为头痛。患者整体脉象滑、稠、热表征体内痰热内蕴，散表征体内湿热内蕴而脾气不能收敛，进多退少表征气机上逆；局部脉象左寸凸表征痰气瘀郁结于头面，右关刚表征脾胃为痰湿所困，实邪郁闭。故而整方以活血化瘀，化痰通络为治法。

三十三、喘证案1

张某，男，77岁，2021年6月15日初诊。

【主诉】阵发性憋喘20年。

【现病史】患者20年前无明显诱因出现阵发性憋喘，曾于某三甲医院诊为"支气管扩张"，现病情逐渐加重，时有憋喘，甚则咯痰咯血，咽中有痰，自觉难以咳出，偶有晨起后面部浮肿，手指肿胀，口唇干燥、起皮，自觉燥热，易自汗出，纳眠可，二便调。

【既往史】慢性阻塞性肺疾病病史20年。

【中医体征】面色晦暗，表情自然，胸宽背圆，体形宽厚。

【舌象】舌暗红，苔白，舌中有裂纹。

【脉象】

1.整体脉象：粗、刚、热、进多退少、稠、高太过深不及。

2.左三部整体脉象：稠、热、刚。右三部整体脉象：稠、热、进多退少、高太过深不及。

3.局部脉象：尺沉。

【病机】痰热壅肺。

【诊断】喘证（痰热壅肺证）。

【治法】清热化痰。

【治疗】中药：沙参30 g，柏子仁15 g，桑白皮45 g，檀香12 g，丹参30 g，红花12 g，姜黄15 g，柴胡12 g，枳壳12 g，半夏9 g，厚朴12 g，紫苏叶15 g，茯神20 g，防风20 g，远志12 g，当归15 g，白芍20 g。7剂，水煎服，日1剂。

2021年6月21日二诊。

服药后患者憋喘稍有减轻，咯痰咯血略有减少，口唇干燥起皮、燥热汗出减轻，仍偶有晨起面部浮肿。舌暗红，苔白，舌中有裂纹。脉粗，弦热，进多退少，稠，高太过、深不及，尺沉。

【治疗】中药：防风20 g，徐长卿20 g，姜黄15 g，沙参20 g，桑白皮12 g，紫苏叶12 g，厚朴12 g，半夏9 g，当归15 g，熟地黄20 g，炒桃仁9 g，红花9 g，枳壳12 g，生甘草6 g，白芍20 g，柴胡12 g，川芎15 g，桔梗12 g，川牛膝15 g。7剂，水煎服，日1剂。

【按】患者脉象中粗、刚、热、稠表明其内蕴痰热之象。《内经》有云："脉气流经，经气归于肺，肺朝百脉，输精于皮毛。"肺中痰热内蕴，致精气输布不畅，患者口唇干燥、起皮，自觉燥热，易自汗出等为阴虚内热的表现，因此中药方中选用桑白皮、半夏、厚朴清热化痰，加之柴胡、枳壳、紫苏叶、防风等调畅气机，合用丹参饮活血化瘀，沙参滋阴，白芍养阴，远志、茯神安神定志。二诊时憋喘稍有减轻，咯痰咯血略有减少，口唇干燥起皮、燥热汗出减轻，故改用血府逐瘀汤加减，以活血化瘀通络为主。

三十四、喘证案2

刘某，男，89岁。2021年4月12日初诊。

【主诉】憋喘伴双下肢水肿7天，加重2天。

【现病史】患者于7天前无明显诱因出现轻微憋喘，伴双下肢水肿，走路乏力，休息后症状缓解，未行系统治疗，2天前憋喘、水肿加重，夜间尤甚。

现症见：憋喘，夜间加重，呼吸急促，同时伴有咳嗽，咳白痰，耳鸣，腹胀，双下肢凹陷性水肿，偶有头晕，胸闷，纳眠一般，大便干，小便数。

【既往史】甲状腺功能减退症病史 12 年余，抑郁症病史 5 年余，脑梗死病史 3 年，高血压病史 2 年余，房颤病史 1 年余。

【中医体征】表情自然，面色少华，形体正常，动静姿态，语气清，气息急促，无异常气味。

【舌象】舌暗红，苔薄白。

【脉象】

1. 整体脉象：弱、寒、郁动、进少退多、来怠。

2. 左三部整体脉象：动、涩。右三部整体脉象：凸、散、弱、寒。

3. 局部脉象：左关脉郁动、涩；右寸脉上、凸，右关脉弱、散、凸，右尺脉滑、寒。

【病机】肝气郁结，肝失疏泄。

【诊断】喘证（肺气郁闭证）。

【治法】疏肝解郁，降气宽胸。

【治疗】中药：柴胡 12 g，枳壳 12 g，沉香 3 g，乌药 12 g，槟榔 6 g，青皮 9 g，陈皮 9 g，白芍 15 g，生黄芪 15 g，党参 15 g，白芥子 12 g，紫苏子 12 g，葶苈子 9 g，炒杏仁 6 g，炙甘草 9 g。7 剂，水煎服，日 1 剂。

2021 年 4 月 20 日二诊。

患者服药 7 剂后，憋喘、呼吸急促症状明显缓解，双下肢凹陷性水肿减轻，腹部膨隆好转，咳嗽、咳白痰减少。

【治疗】中药：柴胡 12 g，枳壳 12 g，沉香 3 g，乌药 12 g，槟榔 6 g，青皮 9 g，陈皮 9 g，白芍 15 g，生黄芪 15 g，党参 15 g，炒白芥子 12 g，紫苏子 12 g，葶苈子 9 g，杏仁 6 g，炙甘草 9 g。3 剂，水煎服，日 1 剂。

【按】脉象郁动，说明患者平素性格隐忍，好生闷气，气机郁结。患者年老体虚，加之长期服用助排便药物后耗损脾气，脾气虚弱，阳气衰减，失于温煦，则脉寒，进少退多，右关脉弱、散，气虚无力鼓动，则脉来怠。"肝生于左，肺藏于右"，肝气失于疏泄，肺气宣发肃降功能失常，则右寸脉上、凸，故见憋闷咳喘，呼吸急促，咳嗽；脾肾阳虚，津液输布异常，水湿下注，则右尺脉滑、寒，双下肢可见水肿。肝郁气滞，横逆犯脾，导致脾胃气机郁滞，则右关脉凸，腹部胀满，进一步影响水液代谢，加重水肿。故中药选用黄芪、党参健脾益气；炙甘草补脾和胃；柴胡、枳壳行气解郁；青皮、陈皮疏肝下气；白芍滋阴柔肝；紫苏子、白芥子、葶苈子泻肺行水，降气化痰；槟榔行气利水；乌药、沉香合用行气止痛，温肾散寒。诸药合用，共奏疏肝解郁、行气泻肺之功。

三十五、不寐案 1

张某某，女，51 岁，2021 年 3 月 4 日初诊。

【主诉】失眠 2 年余，伴耳鸣 2 个月余。

【现病史】患者 2 年前因哮喘引发失眠，一直未予诊治。现症见：失眠，眠浅易醒，常于凌晨 2~3 点自行苏醒，且醒后咳嗽，直至凌晨 5 点方可再次入睡，偶有耳鸣，右侧膝关节疼痛，纳可，大便黏，小便可。

【既往史】哮喘病病史 2 年余。

【中医体征】面色白，表情自然。

【舌象】舌红，苔白厚。

【脉象】

1. 整体脉象：刚、动、热、稠、涩、细、疾。

2. 左三部整体脉象：热、稠、涩。右三部整体脉象：刚、动、涩、细、疾。

3. 局部脉象：左寸躁动。

【病机】肝阳上亢。

【诊断】不寐（肝阳上亢证）。

【治法】平肝潜阳。

【治疗】中药：天麻 15 g，怀牛膝 12 g，生龙骨 30 g（先煎），生牡蛎 30 g（先煎），茯神 30 g，远志 12 g，僵蚕 12 g，陈皮 9 g，蝉蜕 12 g，制白附子 6 g，泽泻 12 g，苍术 12 g，丹参 12 g，炒白芥子 12 g，代赭石 12 g（先煎），半夏 6 g，炒苦杏仁 6 g。7 剂，水煎服，日 1 剂。

2021 年 3 月 22 日二诊。

患者症见眠浅易醒略改善，夜间咳嗽减轻，耳鸣缓解。舌红，苔白厚。脉弦、细、动、刚、热、稠、涩、疾。

【治疗】中药：僵蚕 12 g，皂角刺 12 g，半夏 9 g，陈皮 9 g，天竺黄 12 g，远志 12 g，石菖蒲 9 g，生龙骨 30 g（先煎），生牡蛎 30 g（先煎），炒苦杏仁 6 g，茯神 30 g，枳壳 12 g，当归 12 g，海蛤壳 12 g（先煎），代赭石 12 g（先煎）。7 剂，水煎服，日 1 剂。

【按】《内经》中有关于金形人的描述载："金形之人，比于上商，似于白帝。其为人方面，白色，小头，小肩背，小腹，小手足，如骨发踵外，骨轻，身清廉，急心，静悍，善为吏。能秋冬不能春夏，春夏感而病生，手太阴敦敦然。"患者属于金形人的体质特点，心思细腻，仔细认真，脉象中细、疾、左寸躁动表明患者遇事谨慎，多思多虑且容易着急，刚代表患者膝关节疼痛且平素筋膜紧张的状态，脉象中热、稠、涩表明患者内蕴痰热。因此方选天麻钩藤饮加减，平肝潜阳，加炒白芥子、白附子清化痰热，以及僵蚕、蝉蜕等风药降低紧张度，以解思定虑、安神助眠。

三十六、不寐案 2

张某，女，40 岁，2022 年 1 月 10 日初诊。

【主诉】入睡困难 2 年余。

【现病史】患者 2 年前无明显诱因出现入睡困难，眠浅易醒，醒后难眠，未服用中药、西药，未采取任何治疗措施，未入院就诊。现症见：入睡困难，半夜易醒，醒后难眠，头痛，无固定部位，易心慌，耳鸣，易过敏，长期疲劳，情绪易怒、焦虑，害怕大声，对周围事物无兴趣，二便调。

【既往史】无重大病史。

【中医体征】患者表情自然，面色少华、萎黄，形体正常，语音正常，气短懒言，无异常气味。

【舌象】舌红，苔薄白。

【脉象】

1.整体脉象：细、刚、弱。

2.左三部整体脉象：细、刚、上、动。右三部整体脉象：内曲、进少退多、高不及。

3.局部脉象：左寸脉郁动、弱，左关脉郁动、凸，左尺脉枯；右寸脉动，右尺脉敛、细、动。

【病机】脾虚血亏，心神失养。

【诊断】不寐（心脾两虚证）。

【治法】补益心脾，镇静安神。

【治疗】

1.中药：半夏9g，百合30g，陈皮9g，天麻15g，生龙骨30g（先煎），生牡蛎30g（先煎），龙眼肉12g，远志12g，五味子9g，炒酸枣仁30g，珍珠母30g（先煎），茯神30g，神曲12g，当归12g。7剂，水煎服，日1剂。

2.现场治疗：心理疏导以缓解心理压力，并针刺心俞、脾俞、足三里以养心健脾安神。

2022年1月18日二诊。

服药后入睡困难减轻，半夜醒来次数减少，头痛好转，情绪较之前稳定，纳可，二便调。给予上方续服。

【治疗】

1.中药：半夏9g，百合30g，陈皮9g，天麻15g，生龙骨30g（先煎），生牡蛎30g（先煎），龙眼肉12g，远志12g，五味子9g，炒酸枣仁30g，珍珠母30g（先煎），茯神30g，神曲12g，当归12g。7剂，水煎服，日1剂。

2.现场治疗：心理疏导以缓解心理压力，并针刺心俞、脾俞、足三里以养心健脾安神。

【按】《内经》中有云"思则气结"，根据脉象可知患者是认真谨慎的个性，且平素劳心劳神，思虑过度，思则气结，气血运化失调，伤及脾胃，气血更加易于耗伤，造成气血不足，阴血不足，心虚胆怯，心神失养，易于惊恐。故选用补益心脾、镇静安神的药物，患者服用3天后睡眠即明显改善。整体脉象细、刚说明患者平时做事认真谨慎，心理张力高，弱表明气血亏虚，脉道不充。左三部脉上说明患者性格急躁，气机壅结于上，故见头痛；右三部脉内曲表示患者平素过度关注某事，不能释怀，长期处于过度思虑，导致心理疲惫，故出现进少退多、高不及脉象。双寸郁动、左关凸表明患者长期郁闷并急躁恼怒；左尺枯为气机不得下潜，阴亏失养，津液亏虚，故见耳鸣；左寸弱表明心气亏虚，故易心慌；右尺敛、细、动说明此患者平素心小，有事放不下，不易释怀。

三十七、不寐案 3

刘某，女，38 岁，2021 年 6 月 12 日初诊。

【**主诉**】失眠 2 个月。

【**现病史**】患者自述 2 个月前因死胎而行刮宫流产手术，术后出现睡眠障碍，入睡可，每于凌晨 2 点左右醒，醒后难以复睡，无多梦，患者就诊前未进行系统诊疗。现症见：入睡可，每于凌晨 2 点左右醒，醒后难以复睡，未伴多梦，头昏沉，无头痛眩晕，无胸闷心慌，无恶心呕吐。平素易疲倦、神疲懒言，易思虑惊恐，活动后易出汗，少腹自觉发凉，近期月经量极少，色深，有血块，行经持续约 3 天即结束，平素纳一般，二便调。

【**既往史**】刮宫流产术后 2 个月。

【**中医体征**】表情自然，面色少华，形体正常，动静姿态，语声低微，无异常气味。

【**舌象**】舌淡，苔白滑，边有齿痕。

【**脉象**】

1.整体脉象：刚、敛、血管壁薄、细、弱、沉、怠、进少退多、悸动。

2.左三部整体脉象：刚、敛、细、弱、凉。右三部整体脉象：细、涩、沉、怠、枯。

3.局部脉象：尺脉凉，关尺枯涩。

【**病机**】气血亏虚，心胆虚怯。

【**诊断**】不寐（心胆气虚证）。

【**治法**】温阳益气养血，安神定志。

【**治疗**】中药：当归 15 g，白芍 30 g，泽泻 15 g，炒白术 15 g，茯苓 15 g，

川芎 12 g、柴胡 15 g、半夏 9 g、党参 20 g、生黄芪 20 g、生甘草 6 g、桂枝 15 g、牡丹皮 12 g、炒桃仁 9 g、生龙骨 30 g（先煎）、生牡蛎 30 g（先煎）、吴茱萸 9 g、香附 12 g，另加生姜 3 片、大枣 3 枚。14 剂，水煎服，日 1 剂，早晚分温服。

2021 年 6 月 20 日二诊。

服药后入睡困难减轻，半夜醒来次数减少，醒后能缓慢入睡，经量增加。原方继服 7 剂。

【按】《医方考》道："人之身，气血而已。气者百骸之父，血者百骸之母，不可使其失养者也。"整体脉象要素"刚、敛、悸动"表征患者心胆气虚，心绪不安，紧张悸动，"血管壁薄、细、弱、沉、怠、进少退多"表征气血亏虚下脉搏搏动无力，血液不能充盈脉道。局部脉象要素"尺脉凉、关尺枯涩"表征患者肝肾不足，胞宫寒冷的状态。本例患者因从事教师工作，平素劳心劳神，思虑过度，外加平素脾胃功能不强，本就气血生化能力薄弱，由此患者气血更加易于耗伤，造成气血不足，气血虚弱，不能荣养胞胎，加之胞宫寒冷，胎萎不长，发为死胎。患者又行刮宫流产术，机体更受损伤，阴血耗伤，阴血不足日久，心虚胆怯，心神失养，阴不维阳，故成不寐，神机失养，神疲懒言。故以温阳益气养血，安神定志为治则。

三十八、不寐案 4

患者，女，47 岁，2021 年 10 月 15 日初诊。

【主诉】眠差 2 年余，加重 1 周。

【现病史】患者自述因思虑重、情绪压抑引发失眠，入睡困难，其间多梦易醒，甚至彻夜不眠。曾在他院诊断为"抑郁症"，自服"阿普唑仑片""七叶神安片"，效平。现症见：入睡困难，多梦易醒，甚至彻夜不眠，心悸，胸闷气短，乏力，后背胀痛，纳少，二便调。

【既往史】既往身体健康状况良好。

【中医体征】表情自然，面色少华，形体正常，动静姿态，语声低微，无异常气味。

【舌象】舌淡红，苔薄白。

【脉象】

1. 整体脉象：敛、紧、思动、进少退多、弱。

2. 左三部整体脉象：细、敛、动。右三部整体脉象：沉、细。

3. 局部脉象：右关沉、细，寸细尺粗。

【病机】气血不足，心神失养。

【诊断】不寐（心脾两虚证）。

【治法】解思定虑，养血安神。

【治疗】中药：半夏9g，厚朴9g，白芍20g，天麻20g，远志12g，麦冬30g，茯神20g，当归15g，紫苏叶15g，防风12g，佩兰20g，沙参30g，桑白皮20g。14剂，水煎服，日1剂，早晚分温服。

2021年10月30日二诊。

服药后入睡困难减轻，半夜醒来次数减少，胸闷、心悸好转，情绪较之前稳定，纳可，二便调。给予上方续服。

【按】整体脉象要素"思动、敛、紧"表征患者思虑过度状态下，血管壁张力增加，顺应性变低；局部脉象要素"右关沉、细"表征患者脾胃运化功能差，"寸细尺粗"表征患者上焦气血亏虚的态势。《景岳全书》云："思则气结，结于心而伤于脾也。"张景岳认为，思虑劳倦伤心脾，以致气虚精陷，而为怔忡、惊悸、不寐。本案患者长期思虑过度，暗耗心血，思虑不除，血耗不减，虽补血仍不能养其心神，故以半夏厚朴汤解思定虑为根本治法。

三十九、不寐案5

李某，男，50岁，2021年4月2日初诊。

【主诉】入睡困难10年，加重10日。

【现病史】患者自述10年前无明显诱因出现入睡困难，近10日无明显诱因出现入睡困难加重，未就诊及服药。现症见：入睡困难，膝以下自觉发凉，腰膝沉重感，气短，头昏沉，健忘，伴精力差，乏力，大便溏，小便味重。

【既往史】既往身体健康状况良好。

【**中医体征**】表情自然，面色少华，形体正常，动静姿态，语音正常，气短懒言，无异常气味。

【**舌象**】舌红，尖暗，苔少。

【**脉象**】

1. 整体脉象：枯涩、热、弱、刚、躁动、悸动。

2. 左三部整体脉象：枯涩、热、弱、刚、躁动、悸动。右三部整体脉象：细、涩。

3. 局部脉象：左寸脉枯涩、热、弱、刚、躁动、悸动。

【**病机**】心火亢盛，阴血不足。

【**诊断**】不寐（心火亢盛证）。

【**治法**】镇心安神，清火除烦。

【**治疗**】中药：朱砂安神丸加减。朱砂 0.5 g（冲），当归 15 g，白芍 20 g，远志 12 g，防风 18 g，紫苏叶 15 g，厚朴 12 g，半夏 9 g，茯神 18 g，荆芥 12 g，白鲜皮 12 g，生黄芪 20 g，知母 20 g，酒黄精 20 g，补骨脂 20 g。7 剂，水煎服，日 1 剂。

2021 年 4 月 10 日二诊。

患者入睡困难好转，膝凉减轻，气短减轻，头昏沉减轻，二便调。

【**治疗**】中药：朱砂安神丸加减。朱砂 0.5 g（冲），当归 15 g，白芍 20 g，远志 12 g，防风 18 g，紫苏叶 15 g，厚朴 12 g，半夏 9 g，茯神 18 g，荆芥 12 g，白鲜皮 12 g，生黄芪 20 g，知母 20 g，酒黄精 20 g，补骨脂 20 g。7 剂，水煎服，日 1 剂。

【**按**】"五志过极皆能化火"，因情志所伤，郁闷日久，出现五志化火，导致心火亢盛，心火热灼胸膈则会出现心中懊恼，如心中烦热、心烦神乱，心火热扰神明则会出现失眠多梦、心悸、怔忡，心火亢盛日久则灼伤阴血，出现阴血不足，心神心体失养。心阴亏虚，则定位左寸，脉内容物失于濡润，则脉枯涩、弱；心阴亏虚，心火相对亢盛，则脉热、刚。心神寄居于心，心经虚火，扰乱心神，则心身不安，为烦躁，为惊悸，故左寸脉躁动、悸动。

四十、不寐案6

孙某，女，2022 年 2 月 5 日初诊。

【**主诉**】入睡困难 10 天。

【**现病史**】患者自述 10 天前因情绪刺激出现担心、害怕导致入睡困难，眠浅易醒，醒后难以再次入睡，未行系统诊疗，上述症状未见明显缓解。现症见：入睡困难，眠浅易醒，心慌乏力，偶见胃脘部疼痛，偶见头痛，情绪波动后有排便感，纳一般，二便调。

【**既往史**】既往身体状况可。

【**中医体征**】面色白，表情焦虑。

【**舌象**】舌淡，苔白腻。

【**脉象**】

1. 整体脉象：动、敛、刚、细、数、来驶去怠。

2. 左三部整体脉象：动、敛、细。右三部整体脉象：刚、来驶去怠。

3. 局部脉象：左寸凉。

【**病机**】心胆虚怯，心神失养，神魂不安。

【**诊断**】不寐（心胆气虚证）。

【**治法**】益气镇惊，安神定志。

【**治疗**】

1. 中药：天麻 15 g（先煎），龙骨 30 g（先煎），牡蛎 30 g（先煎），半夏 9 g，丹参 15 g，琥珀粉 3 g（冲），远志 15 g，木香 9 g，珍珠母 30 g，龙眼肉 20 g，太子参 12 g，五味子 9 g。7 剂，水煎服，日 1 剂。

2. 现场治疗：针灸，予以腹针疗法，取上风湿点、中脘等平肝潜阳，调畅气机。

2022 年 2 月 20 日二诊。

患者自述服药后入睡困难较前改善，眠浅易醒改善，心慌改善，现仍有胃脘部胀满不适。原方加茯苓 15 g，陈皮 12 g，厚朴 9 g，黄连 6 g。7 剂，水煎服，日 1 剂，早晚分温服。

【**按**】《沈氏尊生书·不寐》记载："心胆惧怯，触事易惊，梦多不详，虚烦不眠。"患者整体脉象要素"动"表征患者因情志刺激所带来的心神不安，惊悸不安，"细、敛"表征惊悸状态下气机收敛，使脉管收缩；因脉管收缩，顺应性降低，故见脉管壁刚；因心神受惊吓，故而节律失司，出现脉搏次数增多；因惊悸，心搏出血时急促，故见"来驶去怠"。局部脉象要素"左寸凉"，指由于情志刺激深深沉入患者的内心，寸部重按时底层血流温度低。整体脉象要素与局部脉象要素共同表征出惊悸不安状态下的不寐脉象要素。因患者受情志刺激所致，且以惊吓为主，故以益气镇惊、安神定志为治法。

四十一、咳嗽案

张某，男，40岁，2021年10月19日初诊。

【主诉】咳嗽半个月余。

【现病史】患者于半个月前因外出受寒而出现咳嗽，咳痰，伴见鼻塞流涕，怕冷，无发热，无头痛，无恶心呕吐，痰白，量多质稀。曾自行口服"阿莫西林"等消炎药物治疗，效果不佳。后咳嗽逐渐加重，咳嗽频繁，痰白，量多质稀，以致严重影响休息。曾就诊于当地医院，给予抗生素及"苏黄止咳胶囊"治疗，症状无明显改善。现症见：咳嗽，呈阵发性发作，发作频繁，伴见咳痰，痰白、量多、质稀，怕冷，胸闷，无心慌喘憋，无发热流涕，形体肥胖，纳一般，怕食生冷，眠差，大便不成形，小便调。

【既往史】高血压病史1年，胆囊炎病史半年。

【中医体征】表情自然，面色少华，形体正常，动静姿态，语声低微，无异常气味。

【舌象】舌淡红，苔薄白而滑，边有齿痕。

【脉象】

1.整体脉象：寒、细、刚、敛、滑。

2.左三部整体脉象：寒、刚、敛。右三部整体脉象：沉、弱。

3.局部脉象：寸部脉寒、刚、敛，右寸、关稀、边界不清，右关沉、弱。

【病机】内有水饮，复感风寒。

【诊断】咳嗽（风寒袭肺证）。

【治法】解表散寒，温肺化饮。

【治疗】

1.中药：干姜9 g，桂枝9 g，生麻黄9 g，白芍12 g，生甘草6 g，细辛3 g，半夏9 g，五味子6 g，茯苓15 g，陈皮12 g，炒杏仁6 g。7剂，水煎服，日1剂，早晚分温服。

2.现场治疗：针刺，选取手太阴肺经穴位调理肺气。

2021年10月25日二诊。

患者服上方后咳嗽频率明显减轻，咳痰量明显减少。原方继服7剂。

【按】"右关寒、沉、弱"表征患者脾胃阳虚，运化力弱，"右寸、关稀、边界不清"表征上中二焦水饮、痰湿内盛，"寒、刚、敛"表征寒邪侵袭肌表，桡动脉搏动受限，故而出现血管壁寒、顺应性差、收缩力强、桡动脉管腔细，因寒气处于肌表，未及深入，故而寸部寒象明显。整体脉象要素、局部脉象要素共同揭示了患者素有水饮，又遇外感风寒，风寒引动水饮的病机特点。《金匮要略》云："病痰饮者，当以温药和之。"在散表邪基础上，当温化内饮。方中麻桂相须为君，发汗散寒以解在表寒邪；姜辛为臣温肺化饮，然脾胃本虚，素有痰饮，以半夏燥湿化痰、和胃降逆，此外干姜亦温中阳；佐五味子敛肺和白芍养血，陈皮、茯苓健脾祛湿，杏仁降肺化痰止咳，配合麻桂以恢复肺之升降，炙甘草益气和中、调和诸药，诸药各行其道又互为补充。

四十二、水肿案

刘某，男，89岁，2021年5月10日初诊。

【主诉】双下肢水肿7天，加重2天。

【现病史】患者于7天前无明显诱因出现双下肢水肿伴走路乏力，休息后症状可缓解，未行系统治疗，2天前水肿加重，伴有憋喘，夜间加重，现患者为求进一步中西医结合诊疗，特来我院区就诊。现症见：双下肢凹陷性水肿，憋喘，夜间加重，呼吸急促，同时伴有咳嗽，咳白痰，耳鸣，腹胀，偶有头晕，胸闷，纳一般，眠可，大便干，小便数。

【既往史】抑郁症病史5年余，脑梗死病史3年，高血压病史2年余，甲状腺功能减退症病史 12 年余，房颤病史 1 年余。

【中医体征】表情自然，面色少华，形体正常，动静姿态，语声急促，无异常气味。

【舌象】舌暗红，苔薄白，舌下脉络无迂曲。

【脉象】

1. 整体脉象：怠、缓、弱、寒、进少退多、脉管壁边界不清。

2. 左三部整体脉象：怠、缓、郁动、涩。右三部整体脉象：寒、进少退多、弱、散。

3. 局部脉象：左关部脉郁动、涩，右关部脉弱、散。

【病机】水湿内停，脾阳不振。

【诊断】水肿（水湿浸渍证）。

【治法】振奋脾阳，运脾化湿。

【治疗】中药：柴胡 12 g，枳壳 12 g，沉香 3 g，乌药 12 g，槟榔 6 g，青皮 9 g，陈皮 9 g，白芍 15 g，生黄芪 15 g，党参 15 g，炒白芥子 12 g，紫苏子 12 g，葶苈子 9 g，炒杏仁 6 g，炙甘草 9 g。14 剂，水煎服，日 1 剂，早晚分温服。

2021 年 5 月 28 日二诊。

患者水肿减轻，憋喘好转，咳嗽减轻，头晕、胸闷好转，纳眠可，二便调。

【治疗】中药：柴胡 12 g，枳壳 12 g，沉香 3 g，乌药 12 g，槟榔 6 g，青皮 9 g，陈皮 9 g，白芍 15 g，生黄芪 15 g，党参 15 g，炒白芥子 12 g，紫苏子 12 g，葶苈子 9 g，炒杏仁 6 g，炙甘草 9 g。14 剂，水煎服，日 1 剂，早晚分温服。

【按】《内经》中有云："诸湿肿满，皆属于脾。"整体脉象要素"怠、缓、弱、进少退多"表征患者脉势弱，前进无力，"脉管壁边界不清"表征患者水湿内停。局部脉象要素"左关脉郁动、涩"表征患者郁闷不舒，肝气郁结，"右关部弱、散"表征患者脾胃虚弱，脾失健运。该案患者长期郁闷不舒，导致肝气郁结，肝木克脾土，脾湿健运，则水湿内生，发为水肿，水气上犯心胸，故而出现胸闷气喘等症状，患者的病因多始于肝失条达，疏泄失常，以气机郁滞不畅为先，故在运脾化湿原则的基础上，加以疏肝解郁。

四十三、胸痹案 1

张某，男，59 岁。2021 年 12 月 6 日初诊。

【主诉】胸闷伴心慌 3 个月余。

【现病史】患者于 3 个月前无明显诱因出现胸闷伴心慌，伴有晨起口苦，颈椎活动受限，醒后汗出，未行系统诊疗。现症见：胸闷、心慌伴晨起口苦，醒后汗出，颈椎活动受限，纳一般，眠可，二便调。

【既往史】2 型糖尿病病史 10 年，冠状动脉粥样硬化性心脏病病史 8 年，脑梗死病史 3 个月余；2014 年行冠脉支架植入术。

【中医体征】表情疲倦，面色晦暗，喜坐位，形体正常。

【舌象】舌红，苔白腻。

【脉象】

1. 整体脉象：进少退多、敛、涩、刚。

2. 左三部整体脉象：进少退多、刚。右三部整体脉象：敛、涩。

3. 局部脉象：左寸脉沉、弱，左关脉郁动、热。

【病机】情志劳伤心神，气阴亏虚，心失所养，损伤脾胃，痰浊内生，同时气虚推动无力，血行瘀滞，阻滞经络。

【诊断】胸痹（痰气互结，气阴两虚证）。

【治法】益气养阴，宽胸散结，行气活血，健脾化痰。

【治疗】

1. 中药：瓜蒌薤白半夏汤合生脉饮加减。人参 12 g，麦冬 12 g，五味子 9 g，山药 30 g，川楝子 9 g，桂枝 15 g，瓜蒌 21 g，薤白 9 g，半夏 9 g，檀香 12 g，丹参 12 g，砂仁 6 g（后下），知母 20 g，陈皮 9 g，独活 15 g，鸡内金 9 g，杜仲 12 g。7 剂，水煎服，日 1 剂，早晚分温服。

2. 外治法：针刺疗法，合谷、内关、膻中等穴位针刺以行气宽胸，留针 30 分钟。

2021 年 12 月 15 日二诊。

患者自述服药后情绪改善，胸闷、心慌减轻，晨起口干，醒后汗出减少。脉敛、刚缓解，左关脉郁动、热减轻。原方继服，7剂，水煎服，日1剂，早晚分温服。

【按】患者平素愁眉苦脸，不喜言谈，比较消极，加之烦恼家中琐事，致情绪低落。《素问·举痛论》说："悲则心系急，肺布叶举，而上焦不通，营卫不散，热气在中，故气消矣。"阳气消耗较多，整体脉象可见进少退多。患者思虑多，心事重，劳伤心神，心神怫郁，郁郁寡欢，肝郁气结，日久郁而化热，则左关脉热而郁动；心血暗耗，心阳不足，阴液耗伤，心神失养，出现胸闷、心慌，故左寸脉沉、弱；气虚推动无力，血行不畅，日久气虚血瘀，阻滞经络，则脉涩，加重胸闷、心慌。思虑过重，气机收敛，劳伤脾胃，中焦气行不畅，脾失健运，痰浊内生，阻滞经络，不能濡养心神。故中药以瓜蒌薤白半夏汤合生脉饮加减，瓜蒌、半夏化痰降逆，宽胸理气；薤白通阳散结，与檀香、砂仁合用温中行气；人参、麦冬、五味子益气养阴，敛肺生津。后患者继服7剂此方后，自述胸闷、心慌明显减轻，情绪不再像以前那样容易低落和悲伤，对周围的事物有了更多的兴趣，总体明显好转。

四十四、胸痹案2

赵某某，女，54岁，2020年11月4日初诊。

【主诉】发作性胸部闷痛伴心慌3个月余。

【现病史】患者自述3个月前无明显诱因凌晨出现胸闷，胸背部放射痛，心慌，伴汗出，全身乏力，持续时间约半小时，无头晕，无呕吐，服速效救心丸可缓解，偶有劳累后心慌、胸闷加重，近日患者心慌、胸闷症状逐渐加重。现症见：胸闷，心慌，易汗出，全身乏力，无双下肢水肿，纳可，眠差，入睡困难，眠浅易醒，大便黏，小便可。

【既往史】高血压病病史5年。

【中医体征】面色暗淡，表情焦虑。

【舌象】舌质暗，苔白腻。

【脉象】

1. 整体脉象：进少退多、细、高不及深太过、散、思动。

2. 左三部整体脉象：思动、细。右三部整体脉象：进少退多、高不及深太过。

3. 局部脉象：双寸弱、涩、边界不清。

【病机】思虑过度，气机郁结，化生痰瘀，痹阻心脉。

【诊断】胸痹（痰浊痹阻证）。

【治法】解思定虑，活血化瘀，化痰通络。

【治疗】

1. 中药：川芎15 g，薤白12 g，半夏9 g，檀香12 g，砂仁9 g（后下），白芍30 g，丹参21 g，红花12 g，防风21 g，瓜蒌21 g，生甘草6 g，紫苏梗15 g，厚朴6 g。14剂，水煎服，日1剂。

2. 现场治疗：针灸，予以腹针疗法，取下风湿点、关元等温补下元，调畅气机。

2020年11月18日二诊。

患者胸痛改善，心慌改善，仍有轻微胸闷，较上方加片姜黄12 g，继服。

【治疗】中药：川芎15 g，薤白12 g，半夏9 g，檀香12 g，砂仁9 g（后下），白芍30 g，丹参21 g，红花12 g，防风21 g，瓜蒌21 g，生甘草6 g，紫苏梗15 g，厚朴6 g，片姜黄12 g。14剂，水煎服，日1剂。

【按】"思动"表征患者的思虑过度状态，"进少退多、细、高不及深太过、散、涩"表征气血亏虚，鼓动无力，脉搏搏动力弱，血行迟滞。《素问》云："思则心有所存，神有所归，正气留而不行，故气结矣。"气机结滞，推动力弱，则出现气血亏虚、气血运行不利的状态。局部脉象要素"涩"表征血液运行不利，血行迟滞，"边界不清"表征痰浊存在，双寸突出，表明上述特点主要在上焦。患者思虑过度状态下，气机不利，气不能推动津液则输布不利，痰湿停聚，血液运行不利，化生瘀血，痰瘀阻滞脉道后，发为胸痹。据脉象特点及所揭示的病机特点，治以解思定虑，活血化瘀，化痰通络。

四十五、痹证案

张某，男，72岁，2022年3月12日初诊。

【主诉】双腿沉胀、疼痛6个月余。

【现病史】患者自述6个月前无明显诱因出现双腿沉胀、疼痛，膝关节尤甚，于北京某医院就诊，行神经病理检查，结果显示"周围神经病变"，予以口服药物治疗（具体用药不详），效平。现症见：双腿沉重、胀痛，膝关节尤甚，膝关节略肿胀，无麻木感，无肢体活动不利，纳眠可，二便调。

【既往史】既往无特殊病史。

【中医体征】面色晦暗，胸宽背圆。

【舌象】舌暗红，苔白，微腻，有水涎。

【脉象】

1.整体脉象：刚、强、涩、热、血管壁及周围组织边界不清。

2.左三部整体脉象：刚、强、涩、热。右三部整体脉象：血管壁及周围组织边界不清。

3.局部脉象：双侧尺脉周围边界组织刚硬。

【病机】痰瘀互结，痹阻经络。

【诊断】痹证（痰瘀阻络证）。

【治法】理气化痰，化瘀通络。

【治疗】

1.中药：当归20 g，熟地黄15 g，炒桃仁9 g，红花12 g，枳壳15 g，川牛膝12 g，川芎12 g，柴胡15 g，白芍30 g，桔梗15 g，荆芥15 g，防风20 g，秦艽15 g，威灵仙20 g，黄芩12 g，黄芪30 g，木香9 g，郁金12 g，炒杏仁9 g。14剂，水煎服，日1剂。

2.现场治疗：针灸，取内关穴调畅情志。

【按】整体脉象要素"涩"表征患者血瘀状态下血液流动不利，"血管壁及周围组织边界不清"表征患者体内痰湿内生，"热"表征痰瘀互结后化热；局部脉象要素"双侧尺脉周围边界组织刚硬"表征痰瘀阻滞于人体下肢部位；整体脉象要素"刚、强"表征气血未虚。《医级·杂病》言："痹非三气，患在痰瘀。"整体与局部脉象要素共同表征出痰瘀互结痹阻经络的病机，因正气并未受损，故不用大补肝肾之品，以血府逐瘀汤理气化痰、化瘀通络，同时配以祛风散寒除湿之品。

四十六、郁病案 1

王某，女，2022 年 3 月 14 日初诊。

【**主诉**】烦躁伴全身乏力半年余。

【**现病史**】患者自述自 2021 年 8 月出现眠差，入睡困难，烦躁，遂自服"佐匹克隆片""阿普唑仑片"，效一般，甚则催生出焦虑、心慌、脑鸣等症状。现症见：烦躁，乏力，心慌，纳可，眠差，入睡困难，醒后难眠，二便调。

【**既往史**】既往无异常病史。

【**中医体征**】面色白，表情自然。

【**舌象**】舌红，苔黄腻。

【**脉象**】

1. 整体脉象：浮、粗、热、进多退少、高太过深不及、疾。

2. 左三部整体脉象：浮、粗、热。右三部整体脉象：进多退少、高太过深不及。

3. 局部脉象：双寸粗、双尺细，左寸上、郁动。

【**病机**】郁闷不舒，气机不利，气郁化火，阳亢于上。

【**诊断**】郁病（肝阳上亢证）。

【**治法**】平肝潜阳，疏肝泻热。

【**治疗**】

1. 中药：天麻 20 g（先煎），钩藤 30 g（后入），石决明 20 g（先煎），栀子 15 g，黄芩 12 g，益母草 20 g，桑寄生 15 g，代赭石 6 g，天冬 20 g，骨碎补 15 g，黄连 12 g，白芍 30 g，桑白皮 20 g，柏子仁 20 g，僵蚕 12 g。14 剂，水煎服，日 1 剂。

2. 现场治疗：针灸，予以腹针疗法，取上风湿点、中脘等平肝潜阳，调畅气机。

【按】整体脉象要素"进多退少、高太过深不及、疾"、局部脉象要素"左寸上"表征患者气机上逆状态,"浮、粗、热、疾"表征患者肝郁日久,肝郁化火后的血热状态。局部脉象要素"双寸粗、双尺细"表征气血随气机上逆后壅滞于上焦,"左寸郁动"表征患者的郁闷不舒状态。整体脉象要素与局部脉象要素共同表征出患者郁闷不舒下肝阳上亢的状态,遂以天麻钩藤饮平肝潜阳。

四十七、郁病案2

陈某某,男,22岁,2021年6月29日初诊。

【主诉】情绪波动大伴烦躁2个月余。

【现病史】患者2个月前无明显诱因出现情绪烦躁,思维混乱,胡思乱想,时有记忆力减退,就诊于当地医院,诊为"轻度抑郁症",遵医嘱服用"盐酸苯海索片""利培酮片""富马酸喹硫平片""氟哌噻吨美利曲辛片""奥沙西泮片"等,效一般。现症见:情绪波动大,易烦躁,独处时容易胡思乱想,时伤心、情绪低落,反应迟钝,注意力不集中,记忆力下降,不喜与人交流,偶有头晕,伴视物旋转,周身乏力;食欲减退,纳一般,眠差,服用安定类药物方可入睡,二便调。

【既往史】无特殊病史。

【中医体征】表情倦怠,眉头紧锁,面色正常。

【舌象】舌紫暗淡,苔白厚腻,中有裂纹。

【脉象】

1.整体脉象:郁动、细、敛、曲、滑、疾。

2.左三部整体脉象:细、敛、疾、郁动。右三部整体脉象:曲、滑。

3.局部脉象:左关涩,郁动明显;右关滑甚,沉、寒。

【病机】肝气郁结,克犯脾土,水液输布异常,痰浊内生,气血失调。

【诊断】郁病(肝郁气滞,痰气郁结证)。

【治法】疏肝解郁,行气化痰。

【治疗】

1.中药:半夏厚朴汤加减。半夏9g,厚朴12g,紫苏叶15g,茯神20g,

防风 12 g，远志 12 g，当归 15 g，白芍 20 g，柴胡 12 g，独活 12 g，僵蚕 12 g，蝉蜕 6 g，桂枝 15 g，干姜 9 g，黄芩 12 g，檀香 12 g。

2.外治法：针刺治疗，取内关、合谷、印堂等穴位解思定虑，留针 30 分钟。

2021 年 7 月 13 日二诊。

患者自述情绪烦躁较前减轻，仍见思虑过多，情绪易低落，反应迟钝，注意力不集中，记忆力下降；乏力缓解，头晕较前减轻；纳眠改善，仍入睡困难，二便调。舌淡红，有瘀斑、瘀点，苔黄腻且滑。脉敛、数、高太过深不及、进多退少、动、尺涩。故在原方基础上加用柏子仁 15 g，桑白皮 15 g。7 剂，水煎服，日 1 剂，早晚分温服。

【按】患者整体脉象郁动，即谐振波增多，给诊者一种麻涩不适的心理体验，尤其是左关部郁动明显，表征肝郁气滞；气机郁结，血行不畅，故左关部涩。整体脉象郁动、细、敛、曲，说明患者处于郁闷不舒的心理紊乱状态，同时说明过度关注自己的情绪。脉象滑，右关滑甚，说明肝郁气滞，克犯脾土，脾失健运，水液输布异常，痰湿内生；湿为阴邪，损伤脾阳，故右关沉、寒。中药以疏肝解郁，行气化痰，解思定虑为原则，方选半夏厚朴汤加减。半夏辛温入肺胃，化痰散结，降逆和胃；厚朴苦、辛，性温，下气除满，助半夏散结降逆；干姜辛温散结，和胃止呕；檀香温中行气；《张氏医通》云"郁证多缘于志虑不伸，而气先受病"，故用柴胡疏肝解郁；紫苏叶芳香行气，理肺疏肝，助厚朴行气宽胸，宣通郁结之气；防风疏风解表，独活祛风利湿，通利经络；茯神、远志宁心安神；当归、白芍滋阴养血，补肝体以助肝用；气机郁结日久可郁而化火，故用僵蚕、蝉蜕清热疏风，黄芩清上焦之热；桂枝宣通散邪。诸药合用，共奏祛风疏肝，行气解郁，化痰理气之功。二诊时，根据患者脉象，说明患者仍处于郁闷不舒的心理紊乱状态，故在上方基础上加柏子仁以宁心安神，桑白皮清热疏风。

四十八、汗证案

王某，女，47 岁，2021 年 4 月 15 日初诊。

【主诉】汗多，尿不尽感 9 年。

【现病史】患者 9 年前于当地医院行"腰椎间盘突出症手术"后出现汗多，

质清稀，尿频，尿不尽感，偶失禁，双下肢活动不利，大便干，呈羊粪状，自行服用"排毒养颜片"方可排出。患者未予诊疗。现症见：汗多，尿不尽感，月经周期不调，经期前腹痛，烦躁焦虑，便秘，排便困难，2~3日1行，夜尿频，每晚3~4次。

【既往史】肛瘘病史9年，手术后治愈；甲状腺结节病史2年，乳腺结节病史2年。

【中医体征】表情自然，面色晦暗，语气清。

【舌象】舌尖红，苔薄黄。

【脉象特征】

1. 整体脉象：刚、强、动、敛、疾、热、涩。

2. 左三部整体脉象：强、动、疾、热。右三部整体脉象：动、敛、涩。

3. 局部脉象：寸凸、关刚、动甚，尺沉、稠。

【病机】肝郁气滞，郁结日久化火，热迫津行。

【诊断】汗证（肝郁化火证）。

【治法】疏肝解郁，清热疏风。

【治疗】中药：柴胡疏肝散合槐角丸加减。牡丹皮12 g，栀子12 g，柴胡15 g，炒杏仁9 g，枳壳15 g，白芍20 g，当归15 g，川芎20 g，羌活12 g，荆芥15 g，徐长卿15 g，槐角9 g，地榆12 g。7剂，水煎服，日1剂，早晚分温服。

2021年4月29日二诊。

患者自述汗出减少，夜尿频减轻，仍便秘，便质干结，纳眠可。2个月未行经。舌紫暗，苔薄黄。脉数、热、涩、刚、敛、关凸。故在原方基础上加桔梗20 g，生地黄20 g，薤白15 g，郁李仁12 g。7剂，水煎服，日1剂，早晚分温服。

【按】患者说话语速快，平素性情急躁，故脉疾，血流速度快；脉刚、强、动，关刚、动甚，说明肝郁气滞，气机郁结；气为血之帅，气滞日久，则血行不畅，故脉涩；气滞血瘀胶着于易堵塞部位，则形成有形实邪，如结节，故寸凸，有甲状腺结节和乳腺结节病史；郁结日久，则可化火生热，火热迫津妄行，故汗出增多，热扰心神，则烦躁焦虑，故脉热、疾。《灵枢·决气》言："腠理发泄，汗出溱溱，是谓津。"汗出过多，津液亏虚，不能濡润肠道，导致排便困难。故中药以疏肝解郁、清热疏风为原则，方选柴胡疏肝散合槐角丸加减。柴胡、枳壳疏肝理气；川芎行气活血，兼有疏肝之效；牡丹皮、栀子清热泻火；当归、白芍滋阴养血，疏肝柔肝；羌活、荆芥、徐长卿祛风行气；苦杏仁降逆润下；槐角、地榆清肝凉血。二诊时患者病情有好转，但仍气机郁滞，故加桔梗以载药上行、调理气机，生地黄滋阴清热，薤白行气导滞，郁李仁润肠通便。

四十九、颤证案

张某，女，65 岁，2021 年 1 月 7 日初诊。

【主诉】双上肢不自主颤抖 1 年余。

【现病史】患者 1 年前无明显诱因出现双手不自主颤抖，后逐渐加重，就诊于某三甲医院，诊为"帕金森病"，给予口服药"多巴丝肼片""盐酸普拉克索缓释片"，效一般。现症见：双上肢不自主颤抖，言语不清，反应迟钝，饮水无呛咳，夜间下半身汗出，纳可，眠差，多梦，睡时手脚多动，小便可，大便秘结，3～4 日 1 行，排便困难。

【既往史】高血压病、糖尿病病史 10 余年。

【中医体征】表情自然，面色晦暗，肢体颤动。

【舌象】舌暗红，苔白腻。

【脉象】

1.整体脉象：细、敛、涩、动、血管外侧壁刚、进多退少。

2.左三部整体脉象：细、敛、动。右三部整体脉象：涩、动。

3.局部脉象：左关刚、强。

【病机】肝气郁结，气机郁滞，血行不畅，肝风内动，经脉失养。

【诊断】颤证（肝气郁结，气滞血瘀证）。

【治法】疏肝解郁，行气活血化瘀。

【治疗】中药：血府逐瘀汤加减。当归 15 g，熟地黄 20 g，炒桃仁 10 g，红花 9 g，枳壳 12 g，白芍 20 g，柴胡 12 g，川芎 15 g，桔梗 12 g，川牛膝 15 g，防风 20 g，荆芥 12 g，徐长卿 20 g，远志 12 g，柏子仁 12 g，独活 15 g，

天麻 20 g（先煎），甘草 6 g。7 剂，水煎服，日 1 剂，早晚分温服。

2021 年 1 月 15 日二诊。

患者自述双上肢不自主颤抖稍减轻，睡眠改善。脉象较前相差无几，故中药在原方基础上加用香附 15 g 以增强疏肝理气之功，生地黄、白芍各 12 g 以滋阴柔肝。

【按】患者自述发病前曾生气，整体脉象细、敛、动，加上左关脉象刚、强，表明患者肝气郁结，气机郁滞，处于郁闷不舒的心理状态，说明患者平素对身边人的要求比较高，容易产生不满情绪。《素问·至真要大论》曰："诸风掉眩，皆属于肝。"肝气郁结，肝阳上亢，风阳内动，导致出现手足颤动；气机郁滞，日久则血行不畅，阻滞经络，导致经脉失养，加重风动。故中药以疏肝解郁、行气活血为原则，方选血府逐瘀汤，加用荆芥、防风祛风解表散邪，独活、徐长卿祛风胜湿，松解筋膜，天麻平肝息风，远志、柏子仁宁心安神。

五十、喉痹案

周某某，男，58 岁，2021 年 6 月 29 日初诊。

【主诉】咽痛 30 年，加重半个月余。

【现病史】患者 30 年前因吸烟引起咽痛，无咳嗽咳痰，无恶寒，未予诊疗。半个月前无明显诱因出现口腔溃疡，无吞咽困难，无胸闷心慌，易乏力，未予诊疗。现症见：咽痛，晨起明显，饮水后缓解，无咽痒，偶有咳痰，痰多，质黏，色黄，口腔溃疡，易乏力，纳可，眠差，多梦，眠浅易醒，二便调。

【既往史】无特殊病史。

【中医体征】表情自然，面色萎黄。

【舌象】舌红，苔白腻。

【脉象】

1. 整体脉象：动、强、稠、涩。

2. 左三部整体脉象：动、强、稠。右三部整体脉象：动、稠、涩。

3. 局部脉象：寸沉、稠、凸、热，关浮、粗、刚、热。

【**病机**】肝郁气滞，气机郁结，克犯脾土，痰浊内生，停聚中上焦。

【**诊断**】喉痹（肝郁气滞，痰气郁结证）。

【**治法**】疏肝解郁，祛痰活血。

【**治疗**】中药：瓜蒌薤白半夏汤加减。瓜蒌 21 g，薤白 12 g，半夏 9 g，檀香 12 g，砂仁 9 g（后下），白芍 30 g，丹参 21 g，红花 12 g，川芎 15 g，紫苏梗 15 g，防风 21 g，黄芩 12 g，姜黄 15 g，桑白皮 20 g，远志 12 g，秦艽 15 g，桔梗 12 g，生甘草 6 g。7 剂，水煎服，日 1 剂，早晚分温服。

【**按**】脉象动、强，关刚甚，谐振波增多，血管壁弹性小，尤其是关部，说明患者性格隐忍，产生情绪时不能发泄，委曲求全，表征肝气郁结，气郁不得疏；脉象稠，说明血液内容物黏稠，表征气机郁结，疏泄失常，水液输布障碍，湿聚生痰；气行则血行，气滞则血行不畅，故脉涩；气滞、痰浊、血瘀聚于上焦，肺气不利，则寸沉、稠、凸，故咽痛；气机郁结日久化火，故寸、关皆热。故方选瓜蒌薤白半夏汤加减。方中瓜蒌、薤白、半夏，辛开苦降，利气散结，燥湿化痰，开通胸膈闭塞；丹参、红花活血化瘀；姜黄破血行气；川芎为血中之气药，行气活血，兼有疏肝之效；《药品化义》言"苏梗，能使郁滞上下宣行，凡顺气诸品惟此纯良"，紫苏梗、防风可条达肝气，宣通郁滞，配伍白芍抑肝缓肝；檀香理气调中；砂仁行气温中，化湿健脾；远志化痰开窍；黄芩清热利湿；桑白皮、秦艽祛风清热；桔梗宣肺利咽；甘草调和药性。诸药合用，共奏疏肝解郁，宽胸散结，利咽化痰，行气活血之功。

参考文献

［1］吕玉婷，齐向华．试论脉诊部位之衍变［J］.云南中医中药杂志，2013，34（9）：19-21.

［2］管济生．"形脏"刍议［J］.甘肃中医学院学报，1991（2）：36.

［3］许希迎，齐向华．脉诊衍变探析［J］.山东中医杂志，2011，30（4）：221-223.

［4］祝世讷．中西医学差异与交融［M］.北京：人民卫生出版社，2000.

［5］张娜，滕晶，陈阳．浅谈现代脉学的发展及特点［J］.中医临床研究，2017，9（19）：147-148.

［6］金伟．金氏脉学［M］.济南：山东科学技术出版社，2000.

［7］寿小云．寿氏心理脉学与临床［M］.北京：中国中医药出版社，1998.

［8］许跃远．中华脉神：现代脉诊篇［M］.合肥：安徽人民出版社，2007.

［9］齐向华．系统辨证脉学培训教程［M］.北京：中国中医药出版社，2021.

［10］杨培云，滕晶，齐向华．浅析现代脉诊仪的研究进展［J］.湖南中医杂志，2018，34（4）：202-204.

［11］刘明林，魏红，郑洪新，等．中医脉诊客观化研究的思路与方法［J］.辽宁中医学院学报，2004，6（3）：258-259.

［12］胡楠楠．基于三探头脉诊仪的冠心病脉象特征及中医证候的研究［D］.北京：北京中医药大学，2020.

［13］石天爱．湖南地区青年人群平和质和痰湿质中医脉诊特征参数对比研究［D］.长沙：湖南中医药大学，2021.

［14］张岚亭．双相障碍患者中医脉图参数特征研究［D］.天津：天津中医药大学，2020.

［15］丁姝．移动充气式脉诊仪检测脾胃系疾病九种脉图分析及其形成原

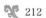

理探讨［D］.沈阳：辽宁中医药大学，2020.

［16］盛丽.中医脉象形成机理的探讨［J］.甘肃中医，2007，20（11）：21-22.

［17］闫伟，刘明，齐向华，等.从生物流体力学角度探讨脉象机制［J］.中华中医药杂志，2018，33（10）：4278-4280.

［18］柳兆荣，李惜惜.血液动力学原理和方法［M］.上海：复旦大学出版社，1997.

［19］傅骢远，牛欣.中医脉象今释：现代实验研究［M］.北京：华夏出版社，1993.

［20］杨杰.基于脉动信息获取的中医脉诊数字化、可视化探讨［D］.北京：北京中医药大学，2006.

［21］燕海霞，宫爱民，王忆勤，等.脉搏波传播与反射理论对深入探讨中医脉象形成机制的启示［J］.中国中医基础医学杂志，2010，16（11）：1052-1054.

［22］何为，余传祥.心血管动力学参数测量原理和临床应用［M］.北京：科学出版社，2010.

［23］CHANDRAN K B，RITTGERS S E，YOGANATHAN A P.生物流体力学：人体循环系统［M］.邓小燕，孙安强，刘肖，译.北京：机械工业出版社，2015.

［24］刘国涛，王先菊，艾保全，等.狭窄动脉血管中管壁切应力的数值研究［J］.中国医学物理学杂志，2004，21（3）：140-143.

［25］王玺玺，杨学智，李海燕，等.从血液流变性质探讨中医脉象的形成机制［J］.北京中医药，2014，33（3）：193-195.

［26］宋江湖，陈国定，任延平.考虑流固耦合作用的主动脉弓血液流动分析［J］.中国生物医学工程学报，2008，27（3）：405-409.

［27］齐向华，宋晓宾."疾病过程"论［J］.中华中医药学刊，2014，32（2）：234-236.

［28］闫伟，刘明，齐向华，等.基于"系统辨证脉学"特色理论与诊疗技术的中医辨治体系初探［J］.时珍国医国药，2018，29（2）：399-401.

［29］黄帝内经［M］.影印本.北京：人民卫生出版社，2013.

［30］王文燕.个性与情志致病研究——状态‒特质怒表达量表Ⅱ的初步引进及易怒特质影响因素研究［D］.济南：山东中医药大学，2008.

［31］滕晶.中医五神辨治学：中医五神理论体系的重构与实践［M］.北京：人民军医出版社，2015.

［32］杜明斗."调节功能环节反应能力学说"与中西医结合基础理论研究［J］.中国中医基础医学杂志，1996，2（6）：8‒10.

［33］薛立功.经筋理论的探讨与发挥［J］.中国针灸.1997，17（11）：698‒699.

［34］吴金鹏.中医"经筋"及"膜原"实质的筋膜理论探讨［J］.北京中医，2007，26（5）：283‒285.

［35］刘丽丽，齐向华.五种心理紊乱状态的辨证［J］.山东中医药大学学报，2015，39（4）：320‒321.

［36］付西，肖冲，杨亦奇，等.基于《黄帝内经》"气从以顺"理论浅析中医思维方式［J］.湖北中医杂志，2017，39（9）：32‒34.

［37］张晶.古代情志相关医案脉象规律研究［D］.济南：山东中医药大学，2011.

［38］齐向华.失眠症中医心理紊乱状态辨证论治体系的构建［J］.中华中医药学刊，2009，27（9）：1805‒1807.

［39］胡静，滕晶.滕晶教授基于中医五神辨治抑郁症经验［J］.中医药导报.2021，27（11）：175‒178.

［40］张晶.1328例古代医案中情志与脉象信息的频数分析［J］.四川中医，2011，29（9）：54‒55.

［41］祝世讷.中医系统论基本原理阐释［J］.山东中医药大学学报，2021，45（1）：7‒21.

［42］李春深.黄帝内经［M］.天津：天津科学技术出版社，2017.

［43］王好古.汤液本草［M］.张永鹏，校注.北京：中国医药科技出版社，2011.

［44］徐灵胎.慎疾刍言［M］.南京：江苏科学技术出版社，1984.

［45］刘明武.黄帝内经［M］.长沙：中南大学出版社，2007.

［46］张元素.医学启源［M］.北京：人民军医出版社，2009.

［47］缪希雍.神农本草经疏［M］.郑金生，校注.北京：中医古籍出版社，2002.

［48］胡光慈.中医内科杂病证治新义［M］.成都：四川人民出版社，1958.

［49］王冰.黄帝内经［M］.北京：中医古籍出版社，2003.

［50］吴昆.医方考［M］.张宽，齐贺彬，李秋贵，整理.北京：人民卫生出版社，2007.

［51］张璐.张氏医通［M］.太原：山西科学技术出版社，2010.

［52］贾所学.药品化义［M］.李延昰，补订.北京：中国中医药出版社，2015.